大医释问丛书

一本书读懂
刮痧疗法

主编　杨金生　柳越冬　杨建宇

中原农民出版社
·郑州·

图书在版编目（CIP）数据

一本书读懂刮痧疗法／杨金生，柳越冬，杨建宇主编．—郑州：中原农民出版社，2020.6

（大医释问丛书）

ISBN 978-7-5542-2283-6

Ⅰ．①一… Ⅱ．①杨… ②柳… ③杨… Ⅲ．①刮搓疗法－问题解答 Ⅳ．① R244.4-44

中国版本图书馆CIP数据核字（2020）第069386号

一本书读懂刮痧疗法

YIBENSHU DUDONG GUASHA LIAOFA

出版社：中原农民出版社

地址：河南省郑州市郑东新区祥盛街27号7层

邮编：450016　　　　　　　　　　　　**电话：**0371-65751257

发行：全国新华书店

承印：新乡市豫北印务有限公司

开本：710mm×1010mm　　　　　1/16

印张：7

字数：97千字

版次：2020年11月第1版　　　　　　**印次：**2020年11月第1次印刷

书号：ISBN 978-7-5542-2283-6　　　**定价：**28.00元

本书如有印装质量问题，由承印厂负责调换

编委会

主　编　杨金生　柳越冬　杨建宇

编　委　王莹莹　李晓艳　董　军

内容提要

　　刮痧疗法是中医传统治疗方法之一，通过刮拭人体的特定经络和穴位，用以养生、保健、美容，还可以治疗儿科、妇科、五官科、内科、外科等多种疾病。刮痧疗法取材方便、操作简单、老少皆宜、效果明显，因此备受人们的喜爱。为了帮助人们更好地运用刮痧疗法，特聘请长期从事刮痧研究、临床经验丰富的专家，用通俗的语言向大家介绍刮痧疗法的相关知识。全书详细介绍了什么是刮痧疗法，刮痧可以治疗的疾病，刮痧的基本步骤，刮痧时的注意事项等，还对一些常见疾病的治疗的穴位、操作方法等进行阐述。

　　愿本书能给大家在刮痧疗法方面提供参考，给大家带来健康的体魄！

目 录

基础知识

治疗疾病

养生保健美容

附 穴位图

基础知识

 什么是刮痧疗法？

刮痧疗法历史悠久。在古代，人们得病时用手或石片抚摩、捶击身体的一个部位，有时候会觉得舒服，疾病也会随之减轻。经过长期的积累，逐步就形成了刮痧治病的疗法。刮痧疗法发展到现在，以新的面貌出现在人们的面前。它是利用刮痧板刺激身体表面经络和穴位，通过经络与穴位的作用，来调整脏腑功能，治疗人体的各种疾病。

 刮痧可以治疗哪些疾病？

刮痧疗法通过经络与穴位的作用，可以治疗人体的多种疾病。该手法既能治疗内科病，又能治疗外科、骨科疾病，也能治疗妇科、儿科、五官科疾病，还适用于美容、保健、养生。

 什么样的人不适合刮痧？

年老体弱的人，得病时间长、病情重或身体瘦弱的人，以及过饥、过饱的人，还有精神紧张害怕刮痧的人都不适合刮痧，否则会引起一些不良反应；患有皮肤病，如牛皮癣、白癜风等的人，如刮痧容易损伤皮肤，也不适合刮痧；身体表面有外伤的人，若刮痧会引起伤口破裂出血，所以不适合刮痧。

 如何选择刮痧板？

刮痧板以选择天然水牛角材质的为最好，因为水牛角对人的身体表面没有毒性刺激，而且它本身也是一味中药。尽量不用化学制品如塑料板刮拭皮肤，以防产生化学刺激引发其他病症。金属、陶瓷、玉石的刮痧板等由于易损伤皮肤、易碎和价格昂贵等，而较少应用。

 刮痧板不同的部位对人体的作用都有哪些不同？

刮痧板有厚面（弧形）、薄面（直形）和棱角。治疗疾病多用薄面刮拭皮肤，保健多用厚面刮拭皮肤，关节附近穴位和需要点按穴位时多用棱角刮拭。除具有以上特点外还有两曲线状凹口，曲线状凹口部分对手指、脚趾、脊椎等部位进行刮痧治疗，可以获得满意的接触面积，取得很好的治疗效果。

 刮痧前应该注意什么？

首先应该详细地询问患者的病情，明确患者得的是什么病，看是否适合用刮痧治疗，有没有禁忌的情况。再根据患者的病情，确定应该刮拭的部位。在临床上还要根据患者的性别、年龄的大小、形体的胖瘦、身体的强弱、病情的虚实、病变部位所在的具体部位，相应地选用补刮、泻刮或平补平泻手法。然后检查刮痧板是否干净，边缘是否有裂口，刮痧活血剂是否备好。刮痧板应用消毒液或肥皂水清洗，然后用毛巾擦干，表面也应用酒精（乙醇）消毒。刮痧板应该专人专用，以避免疾病交叉传染。

 什么是刮痧的补法、泻法和平补平泻法？

（1）补法：补法刮拭按的压力小，刮的速度慢，能激发人体正气，使低下的功能恢复旺盛。临床多用于年老、体弱者，久病、重病或形体瘦弱的虚证患者。

（2）泻法：泻法刮拭按的力大，速度快，能祛除病邪，使亢进的功能恢复正常。临床多用于年轻、体壮者及新病、形体壮实的患者。

（3）平补平泻法：平补平泻法亦称平刮法，它有 3 种刮拭手法：第一种为压力大，速度慢；第二种为压力小，速度快；第三种为压力中等，速度适中。具体用时可根据患者病情和身体情况而灵活选用。其中压力中等、速度适中的手法容易被患者接受。平补平泻法介于补法和泻法之间，常用于正常人的养生保健。

 常用的手指同身寸取穴方法是什么？

手指同身寸是以患者的手指为标准，来进行测量定穴的方法。

☺ 拇指同身寸是以患者拇指关节的横纹宽度作为 1 寸，亦适用于四肢部的直寸取穴。

☺ 中指同身寸是以患者中指中节弯曲后中节的长度是 1 寸，可用于四肢部取穴的直寸和背部取穴的横寸。

☺ 横指同身寸是让患者除拇指以外的四个手指并拢，四个手指中节的横纹为标准，标准测量是 3 寸。

 身体各部位如何刮拭？

（1）头颈部的刮拭方法：

1）刮拭头部两侧：从头两侧太阳穴开始至风池穴，经过的穴位包括头维、颔厌、悬颅、悬厘、率谷、天冲、浮白、脑空等。

2）刮拭前头部：从头顶正中开始至前头发际，经过的穴位包括前顶、通天、囟会、上星、神庭、承光、五处、曲差、正营、当阳、头临泣等。

3）刮拭后头部：从头顶正中开始到后头发际，经过的穴位包括后顶、络却、强间、脑户、玉枕、脑空、风府、哑门、天柱等。

4）刮拭全头部：以头顶正中为中心呈放射状的方式向全头部刮拭。经过全头穴位和运动区、感觉区、言语区、晕听区、视区、胃区、胸腔区、生殖区等。

5）刮拭前额部：前额由前额正中分开，两侧分别由内向外刮拭，前额包括前发际与眉毛之间的皮肤。经过的穴位有印堂、攒竹、鱼腰、丝竹空等。

6）刮拭两颧部（承泣至巨髎，迎香至耳门、听宫的区域）：分别由内向外刮拭，经过的穴位有承泣、四白、颧髎、巨髎、下关、听宫、听会、耳门等。

7）刮拭下颌部：以唇下正中为中心，分别由内向外刮拭。经过的穴位有承浆、地仓、大迎、颊车等。

（2）躯干部的刮拭方法：

1）刮拭背部正中（督脉胸椎、腰椎和骶椎循行部分）：从大椎穴至长强穴上。

2）刮拭背部两侧（包括胸椎、腰椎和骶椎两侧）：主要刮拭背部足太阳膀胱经循行的路线，即脊椎旁开1.5寸和3寸的位置。

3）刮拭胸部正中（任脉胸部循行部分）：从天突穴经膻中至鸠尾穴上，从上向下刮。

4）刮拭胸部两侧：从正中线由内向外刮拭。

5）刮拭腹部正中（腹部任脉循行部分）：从鸠尾穴至水分穴，从阴交穴至曲骨穴。

6）刮拭腹部两侧：从幽门、不容、日月向下，经天枢、肓俞至气穴、横骨。

（3）四肢部的刮拭方法：

1）刮拭上肢内侧部：从上向下（经过手三阴经即手太阴肺经、手厥阴心包经、手少阴心经）刮拭。

2）刮拭上肢外侧部：从上向下（经过手三阳经即手阳明大肠经、手少阳三焦经、手太阳小肠经）刮拭。

3）刮拭下肢内侧部：从上向下（经过足三阴经即足太阴脾经、足厥阴肝经、足少阴肾经）刮拭。

4）刮拭下肢前面部、外侧部、后面部：从上向下（经过足阳明胃经、足少阳胆经、足太阳膀胱经）刮拭。

5）刮拭膝眼：先用刮板的棱角点按刮拭双膝眼，由里向外，最好先点按，然后向外刮出。

6）刮拭膝关节前部（足阳明胃经经过膝关节前部）：膝关节以上部分从伏兔经阴市至梁丘，膝关节以下部分从犊鼻至足三里，从上向下刮拭。

7）刮拭膝关节内侧部（足三阴经经过膝关节内侧部）：刮拭穴位有血海、曲泉、阴陵泉、膝关、阴谷等。

8）刮拭膝关节外侧部（足少阳胆经经过膝关节外侧部）：刮拭穴位有足阳关、阳陵泉等。

9）刮拭膝关节后部（足太阳膀胱经经过膝关节后部）：刮拭穴位有殷门、浮郄、委中、委阳、合阳等。

10 刮痧的基本步骤是什么？

（1）患者的体位：

1）趴坐位及坐位：适于头部，颈部，背部，上肢部，下肢前侧、外侧部。

2）仰靠坐位：适于胸部，腹部，下肢内侧、前侧部。

3）站立及前趴站立位：适于背部，腰部，下肢后侧部。

（2）治疗手法：

☯ 操作者用右手拿着刮痧工具，蘸植物油、刮痧油或清水后，在选定的体表部位轻轻向下顺刮或从内向外反复刮动，逐渐加重，刮时要沿同一方向刮，力量要均匀，用腕力，一般刮 10～20 次，以刮到出现紫红色斑点或斑块为止，这就是出痧。

☯ 用泻法或平补平泻手法进行刮痧，每个部位一般刮拭 3～5 分钟；用补法手法每个部位刮拭 5～10 分钟。一般一个患者选 3～5 个部位。对一些不出痧或出痧较少的患者，不可强求出痧。此时，还应根据患者的年龄、身体、病情、病程以及刮痧的部位而选不同的刮拭时间。对于保健刮痧没有时间限制，以患者感觉满意、舒服为原则。

（3）注意事项：

☯ 第一次刮痧与第二次刮痧需间隔 3～6 天，以皮肤上痧退（即痧斑完全消失）为准。一般 3～5 次为 1 个疗程。

☯ 刮痧后皮肤表面出现红、紫、黑斑或黑疱的现象，临床上称为"出痧"，是一种正常刮痧治疗效应，多天后可自行消失，不用特别处理。刮痧特别是出痧后 1～2 天，刮痧部位的皮肤有轻度疼痛、发痒、虫行感、怕冷、发热及表面出现红斑、红点变化等情况，都是正常的。

☯ 如果在刮痧过程中，患者出现头晕、眼花、心慌、出冷汗、脸色苍白、四肢发冷、恶心欲吐或头晕摔倒等现象，应及时停止刮拭，让患者平卧，取头部比脚高的体位。让患者喝一杯温开水，并注意保温。迅速用刮痧板刮拭患者百会穴（重刮）。人中穴（棱角轻刮）、内关穴（重刮）、足三里穴（重刮）、涌泉穴（重刮），然后让患者静静躺一会儿就可恢复正常。对于晕刮患者应注意预防，如第一次刮痧、精神过度紧张或身体虚弱者，应向患者解释清楚，消除患者对刮痧的害怕心理，同时手法要轻，也就是用补法。如果患者处于饥饿、劳累、口渴状态，不要对其刮痧，应让患者进食、休息、喝水后再刮拭。另外，操作者在刮痧过程中要精神集中，随时注意患者的脸色，询问患者的感觉，一旦有不正常的情况应该马上处理，防止意外情况发生。

 刮痧时要特别注意什么？

    ☺ 刮痧治疗时应注意室内温度不要太低，特别是在冬天应该避开有风的地方。夏天刮痧时，不能让风扇和空调直接吹着刮拭的部位。

    ☺ 刮痧皮肤出痧后 30 分钟以内不能洗凉水澡。

    ☺ 身体弱或年龄大、小孩及特别紧张怕痛的患者最好用补法刮拭。随时注意观察患者的面部表情和全身的情况，做到及时发现和处理不正常的情况。

    ☺ 病情重但身体好或患疼痛疾病的患者，刮痧最好用泻法或平补平泻法。病情轻但身体较差的患者，最好用补法。冬季或天气寒冷时刮痧时间最好长些，夏季或天气热时则刮痧时间最好短些。

    ☺ 前一次刮痧部位的痧斑未退之前，最好不在原来的部位进行第二次刮拭出痧。再次刮痧要间隔 3 ～ 6 天，应等皮肤上红斑消失再进行刮痧。

    ☺ 凡是肌肉多的地方（如背部、臀部、胸部、腹部、四肢）最好用刮痧板的横面（薄面、厚面均可）刮拭。对一些关节处、手脚指（趾）部、头面部等肌肉较少、凹凸较多处最好用刮痧板棱角刮拭。

12 刮痧时找不准穴位怎么办？

    有不少人由于没有专业学习过针灸经穴，找穴位时做到准确无误是十分困难的。遇到这种情况，可参照本书后面附的穴位图，在穴位的大致部位，在经穴附近刮拭即可。此种情况符合中医针灸学要求的"宁失其穴，勿失其经"的基本治疗原则。

治疗疾病

 感冒

（1）主穴：

大椎　在后正中线上，第七颈椎棘突下凹陷中。

风池　在颈部，枕骨之下，与风府穴相平，胸锁乳突肌与斜方肌上端之间的凹陷中。

大杼　在背部，第一胸椎棘突下，旁开1.5寸。

膏肓俞　在背部，第四胸椎棘突下，旁开3寸。

神堂　在背部，第五胸椎棘突下，旁开3寸。

（2）配穴：

曲池　在肘区，在尺泽与肱骨外上髁连线中点凹陷处。

外关　在前臂背侧，阳池穴与肘尖的连线上，腕背横纹上2寸，尺骨与桡骨之间。

鱼际　手心向前，在手掌外侧拇指根下面到手腕横纹的中点。

迎香　鼻翼旁0.5寸，鼻唇沟中。

太阳　眼外侧凹陷中。

尺泽　弯肘时有一条横纹，手心向前，在横纹的外侧端。

少商　手心向前，在拇指外侧指甲角旁。

合谷　在手背上，第一、第二掌骨间，第二掌骨桡侧的中点。

列缺　屈手腕时手腕上有一条横纹，手心向前，在腕横纹上1.5寸。

风门　在背部，第二胸椎棘突下，旁开1.5寸。

（3）操作方法：

☙ 重刮主穴及曲池、外关、鱼际各 3 分钟左右，以局部出现痧点为好。

☙ 轻刮其他穴 3 ～ 5 分钟；刮拭面部穴位时，不要刮伤皮肤。

☙ 风热加刮曲池、外关、鱼际。

☙ 鼻塞加刮迎香。

☙ 头痛加刮太阳。

☙ 咳嗽加刮尺泽。

☙ 咽喉痛重刮少商。

（4）特别提示：

☙ 经常容易感冒的患者应注意锻炼身体，预防感冒。

☙ 病重者应卧床休息，室内要通风，保持安静清洁，多饮开水。

 咳嗽

（1）主穴：

肺俞　在背部，第三胸椎棘突下，旁开 1.5 寸。

大椎　在后正中线上，第七颈椎棘突下凹陷中。

太渊　屈手腕时手腕上有一条横纹，手心向前，在腕横纹的外侧。

三阴交　在小腿内侧，足内踝尖上 3 寸，胫骨内侧缘后方。

（2）配穴：

列缺　屈手腕时手腕上有一条横纹，手心向前，在腕横纹上 1.5 寸。

尺泽　弯肘时有一条横纹，手心向前，在横纹的外侧端。

合谷　在手背上，第一、第二掌骨间，第二掌骨桡侧的中点。

风池　在颈部，枕骨之下，与风府穴相平，胸锁乳突肌与斜方肌上端之间的凹陷中。

丰隆　在小腿前外侧，外踝尖上 8 寸，条口穴外 1 寸。

太白　在足内侧缘，足大趾本节后下方赤白肉际凹陷中。

天突　胸骨上窝正中。

膻中　在胸部，前正中线上，平第四肋间隙，两乳头连线的中点。

曲池 在肘区，在尺泽与肱骨外上髁连线中点凹陷处。

外关 在前臂背侧，阳池穴与肘尖的连线上，腕背横纹上2寸，尺骨与桡骨之间。

脾俞 在背部，第十一胸椎棘突下，旁开1.5寸。

（3）操作方法：

🌸 脾俞、三阴交用轻刮3分钟为补法以外，其他穴可重刮或中等强度刮拭3分钟左右，以泻法为主。

🌸 怕冷加刮合谷、风池。

🌸 痰多加刮丰隆、太白。

🌸 胸闷加刮天突至膻中。

🌸 发热加刮曲池至外关。

🌸 脾虚加刮脾俞

（4）特别提示：

🌸 本病的患者应戒烟、酒。

🌸 患者应增强体质，预防感冒。在季节交替或气温变化较大时，要特别注意防寒保暖。

3 哮喘病

（1）常用穴：

肺俞 在背部，第三胸椎棘突下，旁开1.5寸。

大杼 在背部，第一胸椎棘突下，旁开1.5寸。

丰隆 在小腿前外侧，外踝尖上8寸，条口穴外1寸。

风门 在背部，第二胸椎棘突下，旁开1.5寸。

肾俞 在腰部，第二腰椎棘突下，旁开1.5寸。

（2）配穴：

定喘 大椎穴旁开0.5寸。

天突 胸骨上窝正中。

膻中 在胸部，前正中线上，平第四肋间隙，两乳头连线的中点。

尺泽 弯肘时有一条横纹，手心向前，在横纹的外侧端。

列缺 屈手腕时手腕上有一条横纹，手心向前，在腕横纹上1.5寸。

合谷 在手背上，第一、第二掌骨间，第二掌骨桡侧的中点。

鱼际 手心向前，在手掌外侧拇指根下面到手腕横纹的中点。

太溪 在足内侧、内踝后方，内踝尖与跟腱之间的凹陷中。

（3）操作方法：

☽ 背部从定喘直刮至肺俞。

☽ 胸部自天突刮至膻中，重手法刮拭3～5分钟，以局部出现蚯蚓红色痧点为佳。

☽ 轻刮肾俞、太溪3分钟左右。重刮其他穴3分钟左右。

☽ 定喘、天突至膻中。

☽ 风寒外束加刮尺泽至列缺。

☽ 痰热壅肺加合谷、鱼际。

☽ 肾不纳气加刮太溪。

（4）特别提示：

☽ 由于本病多发于寒冷的冬季，应重视夏天的治疗，不失时机地巩固疗效，中医称为"冬病夏治"。

☽ 过敏性哮喘应注意避免接触导致哮喘发生的因素，以利于彻底治疗该病。

 肺痈

（1）主穴：

大椎 在后正中线上，第七颈椎棘突下凹陷中。

大杼 在背部，第一胸椎棘突下，旁开1.5寸。

膏肓俞 在背部第四胸椎棘突下，旁开3寸。

神堂 在背部，第五胸椎棘突下，旁开3寸。

肺俞 在背部，第三胸椎棘突下，旁开1.5寸。

膈俞 在背部，第七胸椎棘突下，旁开1.5寸。

（2）配穴：

孔最　屈手腕时手腕上有一条横纹，手心向前，在腕横纹的上7寸。

足三里　在小腿前外侧，犊鼻穴下3寸，距胫骨前缘一横指。

（3）操作方法：

☺泻法刮拭各穴3～5分钟。

（4）特别提示

☺注意饮食的调节，不可以吃辛辣的食物。

☺注意保暖，不要受凉。

☺尽量把痰吐出来。

 呕吐

（1）主穴：

天枢　在腹中部，脐中旁开2寸。

脾俞　在背部，第十一胸椎棘突下，旁开1.5寸。

胃俞　在背部，第十二胸椎棘突下，旁开1.5寸。

足三里　在小腿前外侧，犊鼻穴下3寸，距胫骨前缘一横指。

归来　在下腹部，脐中下4寸，前正中线旁开2寸。

养老　在前臂背面尺侧，尺骨小头近端桡侧凹陷中。

阴陵泉　在小腿内侧，胫骨内侧后下方凹陷中。

（2）配穴：

太冲　在足背，第一、第二跖骨结合部前方凹陷中。

丰隆　在小腿前外侧，外踝尖上8寸，条口穴外1寸。

金津、玉液　舌系带两侧静脉上，左为金津，右为玉液。

（3）操作方法：

☺重刮天枢、足三里、归来、养老、阴陵泉3分钟左右，局部出现青紫或痧点为好。

☺脾俞至胃俞以轻手法刮拭3分钟左右；其他加刮穴均以中等手法刮拭3～5分钟。

◎ 肝气犯胃加刮太冲。

◎ 痰多加刮丰隆。

◎ 呕吐不止，以三棱针点刺金津、玉液。

（4）特别提示：

◎ 每次吃饭不要吃得太饱，尤其是油腻的食物和有腥味的食物。

◎ 不要喝生水、冷水。

◎ 若有吐血，应该马上到医院进一步诊治。

 呃逆

（1）主穴：

内关　在前臂掌侧，曲泽穴与大陵穴的连线上，腕横纹上 2 寸，掌长肌腱与桡侧腕屈肌腱之间。

三焦俞　在腰部，第一腰椎棘突下，旁开 1.5 寸。

膈俞　在背部，第七胸椎棘突下，旁开 1.5 寸。

神堂　在背部，第五胸椎棘突下，旁开 3 寸。

（2）配穴：

中脘　在上腹部，前正中线上，脐中上 4 寸。

内庭　在足背，第二、第三趾间，趾蹼缘后方赤白肉际处。

气海　在下腹部，前正中线上，脐中下 1.5 寸。

足三里　在小腿前外侧，犊鼻穴下 3 寸，距胫骨前缘一横指。

太溪　在足内侧、内踝后方，内踝尖与跟腱之间的凹陷中。

丰隆　在小腿前外侧，外踝尖上 8 寸，条口穴外 1 寸。

太冲　在足背，第一、第二跖骨结合部前方凹陷中。

（3）操作方法：

◎ 内关、三焦俞、膈俞、神堂均重刮 3 ～ 5 分钟，以局部出现痧点为佳。

◎ 气海、足三里、太溪轻刮 3 分钟左右。

◎ 其他穴以中等强度刮拭 3 ～ 5 分钟。

🌸 胃寒加刮中脘。

🌸 胃热加刮内庭。

🌸 阳虚加刮气海、足三里。

🌸 阴虚加刮太溪。

🌸 痰多加刮丰隆。

🌸 肝郁加刮太冲。

（4）特别提示：

🌸 不要吃生冷的食物。

🌸 要养成良好的饮食习惯。

 胃痛

（1）主穴：

天枢　在腹中部，脐中旁开2寸。

梁门　在上腹部，脐中上4寸，前正中线旁开2寸。

三阴交　在小腿内侧，足内踝尖上3寸，胫骨内侧缘后方。

神堂　在背部，第五胸椎棘突下，旁开3寸。

足三里　在小腿前外侧，犊鼻穴下3寸，距胫骨前缘一横指。

（2）配穴：

太冲　在足背，第一、第二跖骨结合部前方凹陷中。

期门　在胸部，乳头直下，第六肋间隙，前正中线旁开4寸。

脾俞　在背部，第十一胸椎棘突下，旁开1.5寸。

胃俞　在背部，第十二胸椎棘突下，旁开1.5寸。

章门　在侧腹部，第十一肋游离端的下方。

（3）操作方法：

🌸 天枢、梁门、三阴交、神堂、足三里均重刮3～5分钟，太冲、期门中等强度刮拭3分钟，脾俞、胃俞、章门轻刮3分钟左右。

🌸 肝气犯胃加刮太冲、期门。

🌸 脾胃虚弱加刮脾俞、胃俞、章门。

（4）特别提示：

🌀 胃痛并发吐血、大便有血时，应住院治疗。

🌀 胃痛患者在每晚就寝时，以手掌按揉胃部2分钟，可以起到较好的保健作用。

🌀 胃痛患者应注意饮食调养，少量多餐，饮食定时。

🌀 忌烟酒，忌辛辣等刺激性食物。

 痞满

（1）主穴：

中脘　在上腹部，前正中线上，脐中上4寸。

内关　在前臂掌侧，曲泽穴与大陵穴的连线上，腕横纹上2寸，掌长肌腱与桡侧腕屈肌腱之间。

足三里　在小腿前外侧，犊鼻穴下3寸，距胫骨前缘一横指。

（2）配穴：

脾俞　在背部，第十一胸椎棘突下，旁开1.5寸。

胃俞　在背部，第十二胸椎棘突下，旁开1.5寸。

章门　在侧腹部，第十一肋游离端的下方。

太冲　在足背，第一、第二跖骨结合部前方凹陷中。

期门　在胸部，乳头直下，第六肋间隙，前正中线旁开4寸。

（3）操作方法：

🌀 中脘、内关、足三里均重刮3～5分钟，其他穴中等强度刮拭3分钟。

🌀 肝气犯胃加刮太冲、期门。

（4）特别提示：

🌀 不要喝冷水和吃凉的食物。

🌀 注意防寒保暖。

9 泄泻

（1）主穴：

大椎　在后正中线上，第七颈椎棘突下凹陷中。

三阴交　在小腿内侧，足内踝尖上3寸，胫骨内侧缘后方。

归来　在下腹部，脐中下4寸，前正中线旁开2寸。

血海　屈膝，在大腿内侧，髌底内侧端上2寸，股四头肌内侧头的隆起处。

曲池　在肘区，在尺泽与肱骨外上髁连线中点凹陷处。

（2）配穴：

中脘　在上腹部，前正中线上，脐中上4寸。

天枢　在腹中部，脐中旁开2寸。

足三里　在小腿前外侧，犊鼻穴下3寸，距胫骨前缘一横指。

上巨虚　在小腿前外侧，犊鼻穴下6寸。

阴陵泉　在小腿内侧，胫骨内侧后下方凹陷中。

关元　在下腹部，前正中线上，脐中下3寸。

肾俞　在腰部，第二腰椎棘突下，旁开1.5寸。

命门　在腰部，后正中线上，第二腰椎棘突下凹陷中。

（3）操作方法：

☺ 以重手法刮拭大椎、三阴交、归来、血海、曲池3～5分钟，以局部青紫或出现痧点为佳。

☺ 其余穴均以轻手法刮3分钟左右。

☺ 中脘、天枢、足三里至上巨虚、阴陵泉。

☺ 脾虚加刮关元。

☺ 肾虚加刮肾俞、命门。

（4）特别提示：

患者应注意不要吃生冷、油腻、刺激性的食物，特别是急性期只可进稀软温热的食物。

病情急重，严重脱水者应到医院治疗。

本病患者以脾胃虚弱居多，可经常以热水袋敷腹部。

 便秘

（1）主穴：

大肠俞 在腰部，第四腰椎棘突下，旁开1.5寸。

天枢 在腹中部，脐中旁开2寸。

胃俞 在背部，第十二胸椎棘突下，旁开1.5寸。

（2）配穴：

曲池 在肘区，在尺泽与肱骨外上髁连线中点凹陷处。

合谷 在手背上，第一、第二掌骨间，第二掌骨桡侧的中点。

中脘 在上腹部，前正中线上，脐中上4寸。

行间 在足背，第一、第二趾间，趾蹼缘的后方赤白肉际处。

气海 在下腹部，前正中线上，脐中下1.5寸。

关元 在下腹部，前正中线上，脐中下3寸。

（3）操作方法：

♨ 轻刮气海至关元3分钟左右。

♨ 重刮其他穴3～5分钟。

♨ 热结加刮曲池、合谷。

♨ 气滞加刮中脘、行间。

♨ 下元虚弱加刮气海至关元。

（4）特别提示：

♨ 患者应多吃新鲜蔬菜、水果。

♨ 长期大便干者或年老体弱大便干者，可经常喝蜂蜜水，并养成良好的排便习惯。

 腹痛

（1）主穴：

中脘 在上腹部，前正中线上，脐中上4寸。

天枢 在腹中部，脐中旁开2寸。

膏肓俞 在背部，第四胸椎棘突下，旁开3寸。

足三里 在小腿前外侧，犊鼻穴下3寸，距胫骨前缘一横指。

（2）配穴：

关元 在下腹部，前正中线上，脐中下3寸。

气海 在下腹部，前正中线上，脐中下1.5寸。

脾俞 在背部，第十一胸椎棘突下，旁开1.5寸。

胃俞 在背部，第十二胸椎棘突下，旁开1.5寸。

内庭 在足背，第二、第三趾间，趾蹼缘后方赤白肉际处。

三阴交 在小腿内侧，足内踝尖上3寸，胫骨内侧缘后方。

（3）操作方法：

☺ 以重手法刮拭中脘、天枢、膏肓俞、足三里3～5分钟，尤以腹部出现痧点为好。

☺ 轻手法刮拭关元、气海3分钟左右。

☺ 其余加刮穴以中等强度刮拭3～5分钟。

☺ 寒邪内积加刮关元至气海。

☺ 脾阳不振加刮脾俞至胃俞。

☺ 食滞加刮内庭。

☺ 少腹痛甚加刮三阴交。

（4）特别提示：

☺ 患者应注意饮食卫生，特别是不要食生冷瓜果。

☺ 应当注重腹部的防寒保暖。

☺ 患者在晚上入睡前可以用手掌按揉腹部，改善肠胃功能。

 痢疾

（1）常用穴：

合谷 在手背上，第一、第二掌骨间，第二掌骨桡侧的中点。

天枢 在腹中部，脐中旁开2寸。

上巨虚　在小腿前外侧，犊鼻穴下6寸。

（2）配穴：

曲池　在肘区，在尺泽与肱骨外上髁连线中点凹陷处。

阳陵泉　在小腿外侧，腓骨小头前下方凹陷中。

中脘　在上腹部，前正中线上，脐中上4寸。

气海　在下腹部，前正中线上，脐中下1.5寸。

三阴交　在小腿内侧，足内踝尖上3寸，胫骨内侧缘后方。

脾俞　在背部，第十一胸椎棘突下，旁开1.5寸。

胃俞　在背部，第十二胸椎棘突下，旁开1.5寸。

大肠俞　在腰部，第四腰椎棘突下，旁开1.5寸。

足三里　在小腿前外侧，犊鼻穴下3寸，距胫骨前缘一横指。

中膂俞　第三骶椎棘突下，旁开1.5寸。

百会　后发际正中直上7寸，或头部正中线与两耳尖连线的交点处。

（3）操作方法：

☺ 重刮合谷、天枢、上巨虚3～5分钟，以局部青紫或出现瘀点为好。

☺ 轻刮脾俞、胃俞、大肠俞、足三里、百会3分钟左右。

☺ 其余穴重刮3分钟左右。

☺ 湿热痢加刮曲池、阳陵泉。

☺ 寒湿痢加刮中脘、气海、三阴交。

☺ 久痢加刮脾俞至胃俞、大肠俞、足三里。

☺ 大便完后还想大便加刮中膂俞。

☺ 脱肛加刮百会。

（4）特别提示：

☺ 本病属于肠道系统传染病，在发病期间，应当做好护理工作，严格进行患者的隔离和防护。注意饮食卫生，饭前便后要洗手，避免传染。

☺ 饮食上应少吃油腻、辛辣、生冷的食物，以利于病情转愈。

13 胃下垂

（1）主穴：

百会 后发际正中直上7寸，或头部正中线与两耳尖连线的交点处。

大椎 在后正中线上，第七颈椎棘突下凹陷中。

大杼 在背部，第一胸椎棘突下，旁开1.5寸。

神堂 在背部，第五胸椎棘突下，旁开3寸。

脾俞 在背部，第十一胸椎棘突下，旁开1.5寸。

命门 在腰部，后正中线上，第二腰椎棘突下凹陷中。

（2）配穴：

合谷 在手背上，第一、第二掌骨间，第二掌骨桡侧的中点。

天枢 在腹中部，脐中旁开2寸。

血海 屈膝，在大腿内侧，髌底内侧端上2寸，股四头肌内侧头的隆起处。

（3）操作方法：

☺ 重刮主穴3～5分钟，以局部青紫或出现瘀点为好。

☺ 轻刮其余穴3分钟左右。

（4）特别提示：

☺ 患者最好不进食太饱，以免加重病情。

☺ 患者在睡觉前可以按揉天枢穴，促进机体恢复。

☺ 患者应注意体育锻炼，保证营养充分。

14 积聚

（1）主穴：

天枢 在腹中部，脐中旁开2寸。

归来 在下腹部，脐中下4寸，前正中线旁开2寸。

阴陵泉 在小腿内侧，胫骨内侧后下方凹陷中。

足三里 在小腿前外侧，犊鼻穴下3寸，距胫骨前缘一横指。

丰隆 在小腿前外侧，外踝尖上8寸，条口穴外1寸。

（2）配穴：

气海 在下腹部，前正中线上，脐中下1.5寸。

中极 在下腹部，前正中线上，脐中下4寸。

上髎 第一骶后孔中。

次髎 第二骶后孔中。

中髎 第三骶后孔中。

下髎 第四骶后孔中。

三阴交 在小腿内侧，足内踝尖上3寸，胫骨内侧缘后方。

（3）操作方法：

♨ 先用泻法刮拭天枢、归来、阴陵泉、足三里、丰隆到局部出现紫红色瘀斑后，再配合补法刮拭其余穴。

（4）特别提示：

♨ 不要吃生冷的食物和不好消化的食物。

♨ 不要用力按压肚子。

 慢性溃疡性结肠炎

（1）主穴：

天枢 在腹中部，脐中旁开2寸。

梁门 在上腹部，脐中上4寸，前正中线旁开2寸。

太乙 在上腹部，脐中上2寸，前正中线旁开2寸。

归来 在下腹部，脐中下4寸，前正中线旁开2寸。

气冲 在腹股沟稍上方，脐中下5寸，前正中线旁开2寸。

（2）配穴：

三阴交 在小腿内侧，足内踝尖上3寸，胫骨内侧缘后方。

（3）操作方法：

先用泻法刮拭主穴，等到局部出现紫红色瘀斑后，再配合补法刮拭三阴交。

（4）特别提示：

☺ 患者应保持心情舒畅，加强体育锻炼。

☺ 饮食上应少吃辛辣、油腻食物。

 腹满（胀肚）

（1）常用穴：

中脘　在上腹部，前正中线上，脐中上4寸。

天枢　在腹中部，脐中旁开2寸。

足三里　在小腿前外侧，犊鼻穴下3寸，距胫骨前缘一横指。

神堂　在背部，第五胸椎棘突下，旁开3寸。

（2）配穴：

关元　在下腹部，前正中线上，脐中下3寸。

气海　在下腹部，前正中线上，脐中下1.5寸。

脾俞　在背部，第十一胸椎棘突下，旁开1.5寸。

胃俞　在背部，第十二胸椎棘突下，旁开1.5寸。

内庭　在足背，第二、第三趾间，趾蹼缘后方赤白肉际处。

三阴交　在小腿内侧，足内踝尖上3寸，胫骨内侧缘后方。

（3）操作方法：

☺ 以重手法刮拭主穴3～5分钟，尤以腹部出现痧点为好。

☺ 轻手法刮拭关元、气海3分钟左右。

☺ 其余穴以中等强度刮拭3～5分钟。

☺ 寒邪内积者，加刮关元至气海。

☺ 脾阳不振者，加刮脾俞至胃俞。

☺ 食滞者，加刮里内庭。

☺ 少腹痛甚者，加刮三阴交。

（4）特别提示：

☺ 不要吃生冷的食物和不好消化的食物。

♡ 不要让肚子受冷。

 疟疾

（1）主穴：

大椎 在后正中线上，第七颈椎棘突下凹陷中。

陶道 第一胸椎棘突下。

风池 在颈部，枕骨之下，与风府穴相平，胸锁乳突肌与斜方肌上端之间的凹陷中。

肩井 大椎穴与肩峰端连线的中点。

大杼 在背部，第一胸椎棘突下，旁开1.5寸。

膏肓俞 在背部，第四胸椎棘突下，旁开3寸。

神堂 在背部，第五胸椎棘突下，旁开3寸。

（2）配穴：

间使 在腕横纹上3寸，掌长肌腱与桡侧腕屈肌腱之间。

后溪 在手掌尺侧，微握拳，小指本节即第五掌指关节后的远侧掌横纹头赤白肉际。

（3）操作方法：

在发作前2小时重刮以上各穴3～5分钟，特别是主穴，以局部出现紫色疙瘩为度。

（4）特别提示：

♡ 注意保暖。

♡ 病情严重者要到医院看病。

 肝炎

（1）主穴：

阳陵泉 在小腿外侧，腓骨小头前下方凹陷中。

太冲 在足背，第一、第二跖骨结合部前方凹陷中。

章门 在侧腹部，第十一肋游离端的下方。

期门　在胸部，乳头直下，第六肋间隙，前正中线旁开4寸。

丘墟　在足外踝前下方，趾长伸肌腱的外侧凹陷中。

肝俞　在背部，第九胸椎棘突下，旁开1.5寸。

（2）配穴：

中脘　在上腹部，前正中线上，脐中上4寸。

天枢　在腹中部，脐中旁开2寸。足三里在小腿前外侧，犊鼻穴下3寸，距胫骨前缘一横指。

（3）操作方法：

☺重刮以上各穴3～5分钟，特别是主穴，以局部出现紫色疙瘩为度。

（4）特别提示：

☺本病具有传染性，急性期应严格隔离消毒。

☺患者出现肝功能不正常时，应综合治疗。

☺肝炎患者应保证充分营养，注意休息以减轻肝脏代谢负担，保持心情舒畅。

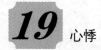 **心悸**

（1）主穴：

大椎　在后正中线上，第七颈椎棘突下凹陷中。

天柱　在颈部，大筋即斜方肌之外缘后发际中，约后发际正中旁开1.3寸。

大杼　在背部，第一胸椎棘突下，旁开1.5寸。

膏肓俞　在背部，第四胸椎棘突下，旁开3寸。

神堂　在背部，第五胸椎棘突下，旁开3寸。

风池　在颈部，枕骨之下，与风府穴相平，胸锁乳突肌与斜方肌上端之间的凹陷中。

肩井　大椎穴与肩峰端连线的中点。

心俞　在背部，第五胸椎棘突下，旁开1.5寸。

侠白　天府穴下1寸，肘横纹上5寸。

曲泽 在肘横纹中，肱二头肌腱的尺侧缘。

郄门 腕横纹上5寸，掌长肌腱上桡侧腕屈肌腱之间。

内关 在前臂掌侧，曲泽穴与大陵穴的连线上，腕横纹上2寸，掌长肌腱与桡侧腕屈肌腱之间。

神门 在腕部，腕掌横纹尺侧端，尺侧腕屈肌腱的外侧凹陷中。

膻中 在胸部，前正中线上，平第四肋间隙，两乳头连线的中点。

巨阙 在上腹部，前正中线上，脐中上6寸。

（2）配穴：

脾俞 在背部，第十一胸椎棘突下，旁开1.5寸。

足三里 在小腿前外侧，犊鼻穴下3寸，距胫骨前缘一横指。

丰隆 在小腿前外侧，外踝尖上8寸，条口穴外1寸。

三焦俞 在腰部，第一腰椎棘突下，旁开1.5寸。

（3）操作方法：

☺ 重手法刮拭主穴3分钟左右，以局部出现红色痧点为好；轻手法刮拭其他穴3～5分钟。

☺ 心血不足加刮脾俞。

☺ 痰火内动加刮丰隆。

☺ 水饮内停加刮脾俞、三焦俞。

（4）特别提示：

☺ 患者应注意休息，劳逸结合，保持心情舒畅，避免恼怒、惊恐等刺激。

☺ 病情严重，有心功能衰竭倾向者应到医院治疗。

 心痛

（1）主穴：

内关 在前臂掌侧，曲泽穴与大陵穴的连线上，腕横纹上2寸，掌长肌腱与桡侧腕屈肌腱之间。

通里 在前臂掌侧，尺侧腕屈肌腱的外侧缘，腕横纹上1寸。

神门 在腕部，腕掌横纹尺侧端，尺侧腕屈肌腱的外侧凹陷中。

膻中 在胸部，前正中线上，平第四肋间隙，两乳头连线的中点。

巨阙 在上腹部，前正中线上，脐中上6寸。

（2）配穴：

心俞 在背部，第五胸椎棘突下，旁开1.5寸。

厥阴俞 在背部，第四胸椎棘突下，旁开1.5寸。

丰隆 在小腿前外侧，外踝尖上8寸，条口穴外1寸。

膈俞 在背部，第七胸椎棘突下，旁开1.5寸。

三阴交 在小腿内侧，足内踝尖上3寸，胫骨内侧缘后方。

（3）操作方法：

☸ 重刮主穴3～5分钟，以紫红或出现瘀点为度；轻刮其他穴3分钟左右。

☸ 寒凝气滞者，加刮心俞、厥阴俞。

☸ 痰浊壅盛者，加刮丰隆。

☸ 瘀血阻滞者，加刮膈俞、三阴交。

（4）特别提示：

☸ 心绞痛发作时，应卧床休息，如有心肌梗死者应采取综合治疗措施。

☸ 没发作时适当参加体育锻炼，如练太极拳、气功，或用手心或手指贴在穴位上做揉摩动作，每分钟20次左右，每日1次。

☸ 注意保持心情舒畅，情绪稳定，避免过分激动。

 21 贫血

（1）主穴：

百会 后发际正中直上7寸，或头部正中线与两耳尖连线的交点处。

大椎 在后正中线上，第七颈椎棘突下凹陷中。

大杼 在背部，第一胸椎棘突下，旁开1.5寸。

神堂 在背部，第五胸椎棘突下，旁开3寸。

脾俞 在背部，第十一胸椎棘突下，旁开1.5寸。

（2）配穴：

内关 在前臂掌侧，曲泽穴与大陵穴的连线上，腕横纹上2寸，掌长肌腱与外侧腕屈肌腱之间。

神门 在腕部，腕掌横纹尺侧端，尺侧腕屈肌腱的外侧凹陷中。

侠白 天府穴下1寸，肘横纹上5寸。

曲泽 在肘横纹中，肱二头肌腱的尺侧缘。

（3）操作方法：

☙ 重刮主穴3～5分钟，以紫红或出现瘀点为度。

☙ 轻刮其他穴3分钟左右。

（4）特别提示：

☙ 不要着急生气，适当进行体育锻炼。

☙ 加强饮食调养，多食大枣、猪血等。

☙ 明确诊断，对症治疗。

 高血压

（1）主穴：

百会 后发际正中直上7寸，或头部正中线与两耳尖连线的交点处。

风府 在颈部，后发际正中直上1寸，枕外隆凸直下，两侧斜方肌之间凹陷中。

头临泣 在头部，眼珠直上入前发际0.5寸。

神庭 前发际正中直上0.5寸

风池 在颈部，枕骨之下，与风府穴相平，胸锁乳突肌与斜方肌上端之间的凹陷中。

肩井 大椎穴与肩峰端连线的中点。

太阳 眼外侧凹陷中。

大椎 在后正中线上，第七颈椎棘突下凹陷中。

肺俞 在背部，第三胸椎棘突下，旁开1.5寸。

心俞 在背部，第五胸椎棘突下，旁开1.5寸。

（2）配穴：

曲池　在肘区，在尺泽与肱骨外上髁连线中点凹陷处。

风市　在大腿外侧部的中线上，腘横纹上7寸或直立垂手时，中指尖处。

足三里　在小腿前外侧，犊鼻穴下3寸，距胫骨前缘一横指。

太溪　在足内侧、内踝后方，内踝尖与跟腱之间的凹陷中。

太冲　在足背，第一、第二跖骨结合部前方凹陷中。

（3）操作方法：

☺ 重刮主穴3～5分钟，以紫红或出现瘀点为度。

☺ 轻刮其他穴3分钟左右。

（4）特别提示：

☺ 高血压患者要保持心情舒畅，少思虑、恼怒、操劳，精神上要放松。

☺ 饮食上要少吃油腻、辛辣的食物，戒烟忌酒。

 低血压

（1）主穴：

百会　后发际正中直上7寸，或头部正中线与两耳尖连线的交点处。

厥阴俞　在背部，第四胸椎棘突下，旁开1.5寸。

膈俞　在背部，第七胸椎棘突下，旁开1.5寸。

肾俞　在腰部，第二腰椎棘突下，旁开1.5寸。

膻中　在胸部，前正中线上，平第四肋间隙，两乳头连线的中点。

中脘　在上腹部，前正中线上，脐中上4寸。

（2）配穴：

内关　在前臂掌侧，曲泽穴与大陵穴的连线上，腕横纹上2寸，掌长肌腱与桡侧腕屈肌腱之间。

足三里　在小腿前外侧，犊鼻穴下3寸，距胫骨前缘一横指。

三阴交　在小腿内侧，足内踝尖上3寸，胫骨内侧缘后方。

涌泉　在足底部，卷足时足前部凹陷中，约足底第二、第三趾趾缝纹头端与足跟连线的前1/3与后2/3交点。

（3）操作方法：

☙ 重刮主穴 3～5 分钟。

☙ 中等强度刮其他穴 3 分钟左右。

（4）特别提示：

☙ 注意营养调配，克服饮食偏嗜。

☙ 加强安全意识，防止外伤失血。

☙ 适当进行体育锻炼，增强免疫力。

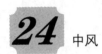**中风**

闭证

（1）主穴：

大椎 在后正中线上，第七颈椎棘突下凹陷中。

合谷 在手背上，第一、第二掌骨间，第二掌骨桡侧的中点。

曲池 在肘区，在尺泽与肱骨外上髁连线中点凹陷处。

列缺 屈手腕时手腕上有一条横纹，手心向前，在腕横纹上 1.5 寸。

丰隆 在小腿前外侧，外踝尖上 8 寸，条口穴外 1 寸。

神堂 在背部，第五胸椎棘突下，旁开 3 寸。

（2）配穴：

水沟 人中沟中央近鼻孔处。

太冲 在足背，第一、第二跖骨结合部前方凹陷中。

劳宫 在手掌心，第二、第三掌骨之间偏于第三掌骨，握拳屈指时中指尖。

（3）操作方法：

☙ 重刮以上各穴 3～5 分钟，以局部紫红色渗血为度。

脱证（中风急性期）

（1）主穴：

百会 后发际正中直上 7 寸，或头部正中线与两耳尖连线的交点处。

大椎 在后正中线上，第七颈椎棘突下凹陷中。

膻中　在胸部，前正中线上，平第四肋间隙，两乳头连线的中点。

神堂　在背部，第五胸椎棘突下，旁开3寸。

（2）配穴：

关元　在下腹部，前正中线上，脐中下3寸。

气海　在下腹部，前正中线上，脐中下1.5寸。

（3）操作方法：

☺ 轻刮以上各穴3～5分钟。

中风后遗症

（1）主穴：

列缺　屈手腕时手腕上有一条横纹，手心向前，在腕横纹上1.5寸。

太渊　掌腕横纹桡侧端，桡动脉桡侧凹陷中。

内庭　在足背，第二、第三趾间，趾蹼缘后方赤白肉际处。

三阴交　在小腿内侧，足内踝尖上3寸，胫骨内侧缘后方。

丰隆　在小腿前外侧，外踝尖上8寸，条口穴外1寸。

（2）配穴：

肩井　大椎穴与肩峰端连线的中点。

曲池　在肘区，在尺泽与肱骨外上髁连线中点凹陷处。

手三里　屈肘在前臂背面外侧，阳溪穴与曲池穴的连线上，曲池穴下2寸。

外关　在前胳膊背侧，阳池穴与肘尖的连线上，腕背横纹上2寸，尺骨与桡骨之间。

合谷　在手背上，第一、第二掌骨间，第二掌骨桡侧的中点。

环跳　在股外侧部，侧卧屈股，股骨大转子最凸点与骶管裂孔连线的外1/3与内2/3交点。

阳陵泉　在小腿外侧，腓骨小头前下方凹陷中。

足三里　在小腿前外侧，犊鼻穴下3寸，距胫骨前缘一横指。

绝骨　外踝上3寸。

解溪　在足背与小腿交界处的横纹中央凹陷中，拇长伸肌腱与趾长伸肌腱之间。

（3）操作方法：

重刮主穴 3 分钟左右，中等强度刮其他穴 3～5 分钟。

（4）特别提示：

♡ 中风初起病情危重者，应尽量在原地抢救，避免搬动颠簸，以防止病情恶化，采取综合疗法救治。

♡ 病变早期肢体软瘫，在脑出血急性期后可应用电针治疗，使肢体出现有节律抽动，以促进肌力、肌张力的恢复。病变后期肢体呈硬瘫，应选远端手足经穴，既可减缓上肢屈肌、下肢内侧伸肌肌张力增高，同时可活动肘、膝大关节。

♡ 中风后遗症康复期，应重视手足小关节的刮痧以及小关节的活动康复锻炼。

 心律失常

（1）主穴：

内关 在前臂掌侧，曲泽穴与大陵穴的连线上，腕横纹上 2 寸，掌长肌腱与桡侧腕屈肌腱之间。

心俞 在背部，第五胸椎棘突下，旁开 1.5 寸。

三焦俞 在腰部，第一腰椎棘突下，旁开 1.5 寸。

肾俞 在腰部，第二腰椎棘突下，旁开 1.5 寸。

气海俞 在腰部，第三腰椎棘突下，旁开 1.5 寸。

神门 在腕部，腕掌横纹尺侧端，尺侧腕屈肌腱的外侧凹陷中。

（2）配穴：

极泉 在腋窝顶点，腋动脉搏动处。

清灵 屈肘，肘横纹尺侧端凹陷中。

阴陵泉 在小腿内侧，胫骨内侧后下方凹陷中。

足三里 在小腿前外侧，犊鼻穴下 3 寸，距胫骨前缘一横指。

解溪 在足背与小腿交界处的横纹中央凹陷中，拇长伸肌腱与趾长伸肌腱之间。

（3）操作方法：

重刮主穴 3 分钟左右，中等强度刮其他穴 3～5 分钟。

（4）特别提示：

☺ 患者应注意休息，劳逸结合，保持心情舒畅，避免恼怒、惊恐等刺激。

☺ 病情严重，有心衰倾向者应采取综合治疗措施。

 遗精

（1）主穴：

至阳 在背部，后正中线上，第七胸椎棘突下凹陷中。

命门 在腰部，后正中线上，第二腰椎棘突下凹陷中。

气海 在下腹部，前正中线上，脐中下 1.5 寸。

关元 在下腹部，前正中线上，脐中下 3 寸。

肾俞 在腰部，第二腰椎棘突下，旁开 1.5 寸。

百会 后发际正中直上 7 寸，或头部正中线与两耳尖连线的交点处。

（2）配穴：

心俞 在背部，第五胸椎棘突下，旁开 1.5 寸。

内关 在前臂掌侧，曲泽穴与大陵穴的连线上，腕横纹上 2 寸，掌长肌腱与桡侧腕屈肌腱之间。

神门 在腕部，腕掌横纹尺侧端，尺侧腕屈肌腱的外侧凹陷中。

太溪 在足内侧、内踝后方，内踝尖与跟腱之间的凹陷中。

足三里 在小腿前外侧，犊鼻穴下 3 寸，距胫骨前缘一横指。

（3）操作方法：

☺ 中等强度刮主穴 3 分钟左右。

☺ 轻刮其他穴 3～5 分钟。

☺ 梦遗者，加刮心俞、内关、神门。

☺ 滑精者，加刮太溪、足三里。

（4）特别提示：

☺ 尽量不要着急生气，注意休息，可以每晚睡前以温热水洗脚，减少房事。

☺ 应避免过度劳累，戒除不良习惯，如手淫等。

☺ 最好进行体育锻炼，进行精神心理卫生咨询，接受性知识的指导、教育，以促进身体康复。

27 阳痿

（1）主穴：

肾俞 在腰部，第二腰椎棘突下，旁开 1.5 寸。

阳陵泉 在小腿外侧，腓骨小头前下方凹陷中。

三阴交 在小腿内侧，足内踝尖上 3 寸，胫骨内侧缘后方。

神堂 在背部，第五胸椎棘突下，旁开 3 寸。

（2）配穴：

关元 在下腹部，前正中线上，脐中下 3 寸。

气海 在下腹部，前正中线上，脐中下 1.5 寸。

足三里 在小腿前外侧，犊鼻穴下 3 寸，距胫骨前缘一横指。

太溪 在足内侧、内踝后方，内踝尖与跟腱之间的凹陷中。

次髎 第二骶后孔中。

（3）操作方法：

☺ 中等强度刮主穴 3 分钟左右。

☺ 轻刮其他穴 3～5 分钟。

（4）特别提示：

☺ 注意调摄心神，对由心理因素而致病患者，要注意协调夫妇双方感情，解除思想顾虑，合理安排性生活，禁戒房劳、手淫，清心休养。

☺ 对于属继发性阳痿，如外伤截瘫、前列腺炎、糖尿病应治疗原发病。

☺ 注意饮食调节，不吃油腻食物。

28 早泄

（1）主穴：

肾俞　在腰部，第二腰椎棘突下，旁开1.5寸。

大杼　在背部，第一胸椎棘突下，旁开1.5寸。

太溪　在足内侧、内踝后方，内踝尖与跟腱之间的凹陷中。

大钟　在足内侧、内踝后下方，跟腱附着部的内侧前方凹陷中。

幽门　在上腹部，脐中上6寸，前正中线旁开0.5寸。

步廊　在胸部，第五肋间隙，前正中线旁开2寸。

神封　在胸部，第四肋间隙，前正中线旁开2寸。

灵墟　在胸部，第三肋间隙，前正中线旁开2寸。

神藏　在胸部，第二肋间隙，前正中线旁开2寸。

（2）配穴：

关元　在下腹部，前正中线上，脐中下3寸。

气海　在下腹部，前正中线上，脐中下1.5寸。

足三里　在小腿前外侧，犊鼻穴下3寸，距胫骨前缘一横指。

三阴交　在小腿内侧，足内踝尖上3寸，胫骨内侧缘后方。

（3）操作方法：

☻ 中等强度刮主穴3分钟左右。

☻ 轻刮其他穴3～5分钟。

（4）特别提示：

☻ 要注意协调夫妇双方感情，解除思想顾虑，合理安排性生活，禁戒房劳、手淫，清心休养。

☻ 注意饮食调节，尽量不吃油腻食物。

29 尿石病

（1）主穴：

三阴交　在小腿内侧，足内踝尖上3寸，胫骨内侧缘后方。

阴陵泉 在小腿内侧，胫骨内侧后下方凹陷中。

肺俞 在背部，第三胸椎棘突下，旁开1.5寸。

肝俞 在背部，第九胸椎棘突下，旁开1.5寸。

胆俞 在背部，第十胸椎棘突下，旁开1.5寸。

（2）配穴：

中极 在下腹部，前正中线上，脐中下4寸。

膀胱俞 在骶部，第二骶椎棘突下，旁开1.5寸。

太溪 在足内侧、内踝后方，内踝尖与跟腱之间的凹陷中。

太冲 在足背，当第一、第二跖骨结合部前方凹陷中。

（3）操作方法：

☺ 中等强度刮主穴3分钟左右。

☺ 轻刮其他穴3～5分钟。

（4）特别提示：

☺ 治疗期间最好多活动，多饮白开水，成人每日饮2 000毫升以上，或从高处向下跳，以促进结石排出体外。

☺ 辅以体外碎石、按摩等疗法。

☺ 病情较重者，应考虑手术。

 30 尿血

（1）主穴：

膀胱俞 在骶部，第二骶椎棘突下，旁开1.5寸。

太溪 在足内侧、内踝后方，内踝尖与跟腱之间的凹陷中。

大钟 在足内侧、内踝后下方，跟腱附着部的内侧前方凹陷中。

水泉 在足内侧、内踝后下方，太溪穴直下1寸，跟骨结节的内侧凹陷中。

照海 在足内侧、内踝尖下方凹陷中。

（2）配穴：

中极 在下腹部，前正中线上，脐中下4寸。

阴陵泉 在小腿内侧，胫骨内侧后下方凹陷中。

三阴交 在小腿内侧，足内踝尖上3寸，胫骨内侧缘后方。

血海 屈膝，在大腿内侧，髌底内侧端上2寸，股四头肌内侧头的隆起处。

（3）操作方法：

☺ 中等强度刮主穴3分钟左右。

☺ 轻刮其他穴3～5分钟。

（4）特别提示：

☺ 注意保持外阴部的卫生。

☺ 若尿血多应该到医院治疗。

 31 疝气

（1）主穴：

关元 在下腹部，前正中线上，脐中下3寸。

三阴交 在小腿内侧，足内踝尖上3寸，胫骨内侧缘后方。

太冲 在足背，第一、第二跖骨结合部前方凹陷中。

神堂 在背部，第五胸椎棘突下，旁开3寸。

（2）配穴：

归来 在下腹部，脐中下4寸，前正中线旁开2寸。

曲泉 屈膝，膝内侧横纹头上方凹陷中。

阳陵泉 在小腿外侧，腓骨小头前下方凹陷中。

三角灸 在腹部，以患者两嘴角的长度为一边，作等边三角形，顶尖位于脐中，底边呈水平线，两底角为此穴。

（3）操作方法：

☺ 补法刮拭三角灸3～5分钟。

☺ 泻法刮拭其余穴，以局部发红为度。

☺ 寒疝者，加刮归来。

☺ 湿热疝者，加刮曲泉、阳陵泉。

☺ 狐疝者，加刮三角灸。

（4）特别提示：

☺ 通过刮痧治疗可以改善其症状，若发作较频，回纳困难者，可考虑手术治疗。

☺ 避免坐卧湿地、涉水或经受风湿、风冷。

☺ 不要强力负重，劳伤过度。

 痴呆证

（1）主穴：

大椎　在后正中线上，第七颈椎棘突下凹陷中。

大杼　在背部，第一胸椎棘突下，旁开1.5寸。

膏盲俞　在背部，第四胸椎棘突下，旁开3寸。

神堂　在背部，第五胸椎棘突下，旁开3寸。

心俞　在背部，第五胸椎棘突下，旁开1.5寸。

（2）配穴：

水沟　人中沟中央近鼻孔处。

上脘　在上腹部，前正中线上，脐中上5寸。

大钟　在足内侧、内踝后下方，跟腱附着部的内侧前方凹陷中。

（3）操作方法：

☺ 重刮主穴3分钟左右。

☺ 轻刮配穴3～5分钟。

（4）特别提示：

☺ 不要让患者单独走动。

☺ 注意饮食，少吃肥腻和辛辣的食物。

☺ 多与患者交流。

 失眠

（1）主穴：

内关　在前臂掌侧，曲泽穴与大陵穴的连线上，腕横纹上2寸，掌长肌腱与外侧腕屈肌腱之间。

神门　在腕部，腕掌横纹尺侧端，尺侧腕屈肌腱的外侧凹陷中。

三阴交　在小腿内侧，足内踝尖上3寸，胫骨内侧缘后方。

神堂　在背部，第五胸椎棘突下，旁开3寸。

（2）配穴：

心俞　在背部，第五胸椎棘突下，旁开1.5寸。

脾俞　在背部，第十一胸椎棘突下，旁开1.5寸。

肾俞　在腰部，第二腰椎棘突下，旁开1.5寸。

太溪　在足内侧、内踝后方，内踝尖与跟腱之间的凹陷中。

中脘　在上腹部，前正中线上，脐中上4寸。

足三里　在小腿前外侧，犊鼻穴下3寸，距胫骨前缘一横指。

行间　在足背，第一、第二趾间，趾蹼缘的后方赤白肉际处。

太冲　在足背，第一、第二跖骨结合部前方凹陷中。

（3）操作方法：

☻重刮主穴及中脘、行间至太冲3分钟左右；中等强度刮其他配穴3～5分钟。

☻心脾亏损者，加刮心俞、脾俞。

☻心肾不交者，加刮心俞、肾俞、太溪。

☻脾胃不和者，加刮中脘、足三里。

☻肝火上扰者，加刮行间至太冲。

（4）特别提示：

☻患者不要着急生气，消除思想顾虑，避免精神紧张，使人体气血调和，阴阳平衡，以达到正常入睡。

☻饮食上要注意营养合理，纠正偏嗜等不良习惯。

☻患者适当参加体育锻炼，如太极拳、健身操等。

34　面瘫

（1）主穴：

阳白　在前额部，瞳孔直上，眉上1寸。

太阳 眼外侧凹陷中。

四白 在面部，眼珠直下，眶下孔凹陷中。

地仓 在面部，口角外侧，眼珠正下方。

颊车 在面颊部，下颌角前上方，闭口咬牙时咬肌隆起，按之凹陷中。

（2）配穴：

合谷 在手背上，第一、第二掌骨间，第二掌骨桡侧的中点。

足三里 在小腿前外侧，犊鼻穴下3寸，距胫骨前缘一横指。

（3）操作方法：

☽ 重刮主穴、配穴3～5分钟，以局部微红而不损伤皮肤为度。

☽ 病程过长加刮合谷、足三里。

（4）特别提示：

☽ 避免吹风受寒，可做面部按摩和热敷。

☽ 防止眼部感染，可用眼罩和眼药水点眼，每日2～3次。

☽ 本病可配合针刺，采取浅刺、透刺。第一周，面神经处于水肿期，效果不显著。此病早期，面神经处于麻痹阶段，可用电针，配以疏波能尽早恢复面神经的功能，但病变后期最好不用电针治疗，因其可引致面肌抽筋，或挛缩而形成向患侧歪斜的"倒错"现象。

☽ 注意面部保暖，注意休息。少食辛辣食物，戒烟酒等。

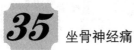 **坐骨神经痛**

（1）主穴：

上髎 第一骶后孔中。

次髎 第二骶后孔中。

中髎 第三骶后孔中。

下髎 第四骶后孔中。

委阳 在腘横纹外侧端，股二头肌腱的内侧。

委中 在腘横纹中点。

（2）配穴：

腰 3～腰 5 夹脊 第三、第四、第五腰椎棘突下旁开 0.5 寸。

环跳 在股外侧部，侧卧屈股，股骨大转子最凸点与骶管裂孔连线的外 1/3 与内 2/3 交点。

殷门 在大腿后面，承扶穴与委中穴的连线上，承扶穴下 6 寸。

阳陵泉 在小腿外侧，腓骨小头前下方凹陷中。

承山 在小腿后面正中，委中穴与昆仑穴之间，伸直小腿或足跟上提时，腓肠肌肌腹下出现尖角的凹陷中。

（3）操作方法：

☯ 重手法刮主穴 3 分钟左右，继发性坐骨神经痛重刮患侧腰 3～5 夹脊、环跳、殷门、委中、承山 3～5 分钟，原发性坐骨神经痛则不刮腰 3～5 夹脊，刮拭从患侧环跳部位开始至承山部位止，重手法 3～5 分钟。

（4）特别提示：

☯ 不要着急生气，经常性地进行腿部推拿按摩。

☯ 注意与针刺、拔罐疗法配合，以促进身体康复。

 **36** 头痛

前头痛

（1）主穴：

上星 囟会穴前 1 寸或前发际正中直上 1 寸。

神庭 前发际正中直上 0.5 寸。

头临泣 在头部，眼珠直上入前发际 0.5 寸。

阳白 在前额部，瞳孔直上，眉上 1 寸。

印堂 两眉头连线的中点。

头维 在头侧部，额角发际上 0.5 寸，头正中旁开 4.5 寸。

合谷 在手背上，第一、第二掌骨间，第二掌骨桡侧的中点。

（2）配穴：

阿是穴 以压痛点或其他反应点作为穴位。

（3）操作方法：

♡ 中等强度刮以上部位 3～5 分钟，以局部暗红为度，不可刮破头面部皮肤。印堂部位用手扯痧 30 次左右，局部紫红色为度。

后头痛

（1）主穴：

后顶 强间穴直上 1.5 寸。

脑户 风府穴直上 1.5 寸，枕骨粗隆上缘凹陷中。

天柱 在颈部，大筋之外缘后发际中，后发际正中旁开 1.3 寸。

昆仑 外踝与跟腱之间凹陷中。

（2）配穴：

阿是穴 以压痛点或其他反应点作为穴位。

（3）操作方法：

♡ 重刮后顶至脑户及天柱 3～5 分钟，以局部紫红或出现痧点为好。重刮昆仑、阿是穴 3 分钟左右。

偏头痛

（1）主穴：

头维 在头侧部，额角发际上 0.5 寸，头正中旁开 4.5 寸。

率谷 在头部，耳尖直上入发际 1.5 寸，角孙穴直上方。

丝竹空 在面部，眉梢凹陷中。

太阳 眼外侧凹陷中。

和髎 在头侧部，鬓发后缘，平耳郭根之前方，颞浅支脉的后缘。

侠溪 在足背外侧，第四、第五趾间，趾蹼缘后方赤白肉际处。

足临泣 在足背外侧，足四趾本节的后方，小趾伸肌腱的外侧凹陷中。

（2）配穴：

阿是穴 以压痛点或其他反应点作为穴位。

（3）操作方法：

♡ 重刮头维至率谷部位 3～5 分钟，中等强度刮丝竹空至和髎、侠溪至足临泣、阿是穴 3 分钟左右。

头顶痛

（1）主穴：

百会　后发际正中直上 7 寸，或头部正中线与两耳尖连线的交点处。

通天　在头部，前发际正中直上 4 寸，旁开 1.5 寸。

行间　在足背，第一、第二趾间，趾蹼缘的后方赤白肉际处。

太冲　在足背，第一、第二跖骨结合部前方凹陷中。

（2）配穴：

阿是穴　以压痛点或其他反应点作为穴位。

（3）操作方法：

☺ 重手法以百会至通天为中心向前、后、左、右各分别刮拭 3 ～ 5 分钟，局部紫红为度。

☺ 中等手法自行间至太冲、阿是穴刮 3 分钟左右，局部暗红即可。

（4）特别提示：

☺ 高血压患者常因药物降压过快导致头痛，应调整药量，缓慢降压。

☺ 患者应经常做头面部的穴位保健，如按揉太阳、率谷、风池与风府穴等，或以梳子梳按头皮，刺激头部。

☺ 保持心情舒畅，保证充分睡眠、休息。

 胁痛

（1）主穴：

期门　在胸部，乳头直下，第六肋间隙，前正中线旁开 4 寸。

太冲　在足背，第一、第二跖骨结合部前方凹陷中。

足三里　在小腿前外侧，犊鼻穴下 3 寸，距胫骨前缘一横指。

内关　在前臂掌侧，曲泽穴与大陵穴的连线上，腕横纹上 2 寸，掌长肌腱与外侧腕屈肌腱之间。

（2）配穴：

行间　在足背，第一、第二趾间，趾蹼缘的后方赤白肉际处。

阳陵泉　在小腿外侧，腓骨小头前下方凹陷中。

肝俞 在背部，第九胸椎棘突下，旁开1.5寸。

肾俞 在腰部，第二腰椎棘突下，旁开1.5寸。

三阳交 在小腿内侧，足内踝尖上3寸，胫骨内侧缘后方。

（3）操作方法：

❀ 轻刮肝俞、肾俞3分钟左右。

❀ 重刮其他穴3～5分钟。

❀ 肝气郁结者，加刮行间、阳陵泉。

❀ 胁肋失养者，加刮肝俞、肾俞。

❀ 外伤者，加刮三阴交。

（4）特别提示：

❀ 患者应保持心情舒畅。

❀ 疼痛剧烈，甚至向肩背部放射时，应及时上医院就诊，以免延误病情。

38 腰痛

（1）主穴：

命门 在腰部，后正中线上，第二腰椎棘突下凹陷中。

腰阳关 在腰部，后正中线上，第四腰椎棘突下凹陷中。

肾俞 在腰部，第二腰椎棘突下，旁开1.5寸。

腰眼 第四腰椎棘突下，旁开3～4寸凹陷中。

委中 在腘横纹中点。

（2）配穴：

膈俞 在背部，第七胸椎棘突下，旁开1.5寸。

三阴交 在小腿内侧，足内踝尖上3寸，胫骨内侧缘后方。

志室 第二腰椎棘突下，旁开3寸。

太溪 在足内侧、内踝后方，内踝尖与跟腱之间的凹陷中。

（3）操作方法：

❀ 命门、腰阳关、肾俞、腰眼、委中重刮3～5分钟。

❀ 膈俞、三阴交中等强度刮3～5分钟。

☺ 太溪、志室轻刮 2～3 分钟。

☺ 劳损腰痛者，加刮膈俞、三阴交。

☺ 肾虚腰痛者，加刮志室、太溪。

（4）特别提示：

☺ 减少运动，但要适度活动腰部。

☺ 多用手按摩捶打腰部。

☺ 注意腰部的保暖。

39 眩晕

（1）主穴：

百会 后发际正中直上 7 寸，或头部正中线与两耳尖连线的交点处。

风池 在颈部，枕骨之下，与风府穴相平，胸锁乳突肌与斜方肌上端之间的凹陷中。

风府 在颈部，后发际正中直上 1 寸，枕外隆凸直下，两侧斜方肌之间凹陷中。

头维 在头侧部，额角发际上 0.5 寸，头正中旁开 4.5 寸。

足三里 在小腿前外侧，犊鼻穴下 3 寸，距胫骨前缘一横指。

太冲 在足背，第一、第二跖骨结合部前方凹陷中。

肩井 大椎穴与肩峰端连线的中点。

（2）配穴：

脾俞 在背部，第十一胸椎棘突下，旁开 1.5 寸。

气海 在下腹部，前正中线上，脐中下 1.5 寸。

肾俞 在腰部，第二腰椎棘突下，旁开 1.5 寸。

太溪 在足内侧、内踝后方，内踝尖与跟腱之间的凹陷中。

行间 在足背，第一、第二趾间，趾蹼缘的后方赤白肉际处。

丰隆 在小腿前外侧，外踝尖上 8 寸，条口穴外 1 寸。

（3）操作方法：

☺ 重刮主穴 3 分钟左右。

☺ 重刮行间、丰隆 3 ～ 5 分钟。

☺ 其他穴轻刮 3 分钟左右。

☺ 气血不足者，加刮脾俞、气海。

☺ 肾阴虚者，加刮肾俞、太溪。

☺ 肝阳偏亢者，加刮行间、太溪。

☺ 痰湿中阻者，加刮丰隆。

（4）特别提示：

☺ 眩晕时要平卧在床。

☺ 少吃辛辣、油腻的食物。

☺ 若为高血压导致的眩晕应该吃降压药。

 40 自汗

（1）主穴：

肺俞 在背部，第三胸椎棘突下，旁开 1.5 寸。

心俞 在背部，第五胸椎棘突下，旁开 1.5 寸。

阴郄 在前臂掌侧，尺侧腕屈肌腱的外侧缘，腕横纹上 0.5 寸。

神阙 在腹中部，脐中央。

关元 在下腹部，前正中线上，脐中下 3 寸。

合谷 在手背上，第一、第二掌骨间，第二掌骨桡侧的中点。

（2）配穴：

风池 在颈部，枕骨之下，与风府穴相平，胸锁乳突肌与斜方肌上端之间的凹陷中。

列缺 屈手腕时手腕上有一条横纹，手心向前，在腕横纹上 1.5 寸。

曲池 在肘区，在尺泽与肱骨外上髁连线中点凹陷处。

外关 在前臂背侧，阳池穴与肘尖的连线上，腕背横纹上 2 寸，尺骨与桡骨之间。

内庭 在足背，第二、第三趾间，趾蹼缘后方赤白肉际处。

神门 在腕部，腕掌横纹尺侧端，尺侧腕屈肌腱的外侧凹陷中。

三阴交 在小腿内侧，足内踝尖上3寸，胫骨内侧缘后方。

气海 在下腹部，前正中线上，脐中下1.5寸。

足三里 在小腿前外侧，犊鼻穴下3寸，距胫骨前缘一横指。

（3）操作方法：

☺ 以中等强度手法刮各穴3～5分钟，以局部出现青紫红色或痧点瘀斑为好。

☺ 外感恶风，身体寒热者，加刮风池、列缺。

☺ 面赤口渴，蒸蒸出汗者，加刮曲池、外关、内庭。

☺ 心悸睡觉少者，加刮神门、三阴交。

☺ 劳倦内伤者，加刮气海、足三里。

（4）特别提示：

☺ 减少身体受热。

☺ 多喝水。

☺ 少吃辛辣的食物。

41 盗汗

（1）主穴：

肺俞 在背部，第三胸椎棘突下，旁开1.5寸。

心俞 在背部，第五胸椎棘突下，旁开1.5寸。

行间 在足背，第二、第三趾间，趾蹼缘的后方赤白肉际处。

太冲 在足背，第一、第二跖骨结合部前方凹陷中。

合谷 在手背上，第一、第二掌骨间，第二掌骨桡侧的中点。

（2）配穴：

风池 在颈部，枕骨之下，与风府穴相平，胸锁乳突肌与斜方肌上端之间的凹陷中。

列缺 屈手腕时手腕上有一条横纹，手心向前，在腕横纹上1.5寸。

曲池 在肘区，在尺泽与肱骨外上髁连线中点凹陷处。

外关 在前臂背侧，阳池穴与肘尖的连线上，腕背横纹上2寸，尺骨与桡骨之间。

内庭 在足背，第二、第三趾间，趾蹼缘后方赤白肉际处。

神门 在腕部，腕掌横纹尺侧端，尺侧腕屈肌腱的外侧凹陷中。

三阴交 在小腿内侧，足内踝尖上 3 寸，胫骨内侧缘后方。

气海 在下腹部，前正中线上，脐中下 1.5 寸。

足三里 在小腿前外侧，犊鼻穴下 3 寸，距胫骨前缘一横指。

（3）操作方法：

☺ 以中等强度手法刮各穴 3 ～ 5 分钟，以局部出现青紫红色或痧点痧斑为好。

☺ 外感恶风，身体寒热者，加刮风池、列缺。

☺ 面赤口渴，蒸蒸出汗者，加刮曲池、外关、内庭。

☺ 心悸睡觉少者，加刮神门、三阴交。

☺ 劳倦内伤者，加刮气海、足三里。

（4）特别提示：

☺ 多洗澡，保持身体的清洁干爽。

☺ 不要吃辛辣、油腻的食物。

☺ 多喝水。

42 痿证

（1）主穴：

曲池 在肘区，在尺泽与肱骨外上髁连线中点凹陷处。

阳溪 在腕背面横纹外侧，手拇指向上跷起时，拇指根下面的凹陷中。

合谷 在手背上，第一、第二掌骨间，第二掌骨桡侧的中点。

伏兔 在大腿前面，髂前上棘与髌底外侧端的连线上，髌底上 6 寸。

梁丘 屈膝，在大腿前面，髂前上棘与髌底外侧端的连线上，髌底上 2 寸。

足三里 在小腿前外侧，犊鼻穴下 3 寸，距胫骨前缘一横指。

解溪 在足背与小腿交界处的横纹中央凹陷中，拇长伸肌腱与趾长伸肌腱之间。

肺俞 在背部，第三胸椎棘突下，旁开 1.5 寸。

（2）配穴：

尺泽 弯肘时有一条横纹，手心向前，在横纹的外侧端。

阴陵泉 在小腿内侧，胫骨内侧后下方凹陷中。

脾俞 在背部，第十一胸椎棘突下，旁开 1.5 寸。

肝俞 在背部，第九胸椎棘突下，旁开 1.5 寸。

肾俞 在腰部，第二腰椎棘突下，旁开 1.5 寸。

太溪 在足内侧、内踝后方，内踝尖与跟腱之间的凹陷中。

（3）操作方法：

☺ 中等强度刮主穴 3 分钟左右。

☺ 轻刮其他穴 3～5 分钟。

☺ 肺热者，加刮尺泽。

☺ 湿热加刮阴陵泉、脾俞。

☺ 肝肾亏虚加刮肝俞、肾俞、太溪。

（4）特别注意：

☺ 患者应加强营养，少吃辛辣食物。

☺ 应采取药物、推拿、理疗综合治疗，以求提高疗效。

☺ 运用多种疗法的同时，应注意配合肢体功能锻炼。

 43 中暑

（1）主穴：

脊背两侧 足太阳经穴部位。

曲泽 在肘横纹中，肱二头肌腱的尺侧缘。

委中 在腘横纹中点。

（2）配穴：

头维 在头侧部，额角发际上 0.5 寸，头正中旁开 4.5 寸。

太阳 眼外侧凹陷中。

中脘 在上腹部，前正中线上，脐中上 4 寸。

水沟 人中沟中央近鼻孔处。

百会 后发际正中直上7寸，或头部正中线与两耳尖连线的交点处。

太冲 在足背，第一、第二跖骨结合部前方凹陷中。

合谷 在手背上，第一、第二掌骨间，第二掌骨桡侧的中点。

（3）操作方法：

◐ 首先在背部脊柱两旁由上至下反复刮3～5分钟，以局部青紫或出现痧点为好。

◐ 然后重刮曲泽至委中各3分钟左右；太阳及水沟以手扯20～30次，致局部紫红为度。

◐ 其他加刮穴均可中等强度刮3分钟左右。

◐ 头痛者，加刮头维、太阳。

◐ 呕吐加刮中脘。

◐ 昏迷加刮水沟、百会。

◐ 抽筋加刮太冲、合谷。

（4）特别提示：

◐ 多喝水，以免脱水。

◐ 在通风、阴凉处治疗，尽量不要移动患者。

◐ 病情严重者立即送医院治疗。

 44 小儿惊风

（1）主穴：

脊背两侧 足太阳经穴部位。

天枢 在腹中部，脐中旁开2寸。

足三里 在小腿前外侧，犊鼻穴下3寸，距胫骨前缘一横指。

（2）配穴：

内关 在前臂掌侧，曲泽穴与大陵穴的连线上，腕横纹上2寸，掌长肌腱与桡侧腕屈肌腱之间。

内庭 在足背，第二、第三趾间，趾蹼缘后方赤白肉际处。

合谷 在手背上，第一、第二掌骨间，第二掌骨桡侧的中点。

曲池 在肘区，在尺泽与肱骨外上髁连线中点凹陷处。

阴陵泉 在小腿内侧，胫骨内侧后下方凹陷中。

（3）操作方法：

☺ 轻刮以上各穴3分钟左右。

☺ 呕吐加刮内关。

☺ 腹胀加刮内庭。

☺ 发热加刮合谷、曲池。

☺ 泻甚，加刮阴陵泉。

（4）特别提示：

☺ 本病发作，应首先止抽筋，抽筋止后，必须查明病因。

☺ 患儿抽筋发作时，切勿强制牵住，以免扭伤。抽筋不止或痰多的患儿，应使其侧卧，保持患儿呼吸道畅通，可用多层消毒纱布包裹的压舌板放于患儿上下齿之间，以免咬伤舌头或发生窒息。

☺ 严重者应及时送医院诊治。

 小儿哮喘

（1）主穴：

大椎 在后正中线上，第七颈椎棘突下凹陷中。

大杼 在背部，第一胸椎棘突下，旁开1.5寸。

风门 在背部，第二胸椎棘突下，旁开1.5寸。

肺俞 在背部，第三胸椎棘突下，旁开1.5寸。

膏肓俞 在背部，第四胸椎棘突下，旁开3寸。

身柱 在后正中线上，第三胸椎棘突下凹陷中。

（2）配穴：

尺泽 弯肘时有一条横纹，手心向前，在横纹的外侧端。

列缺 屈手腕时手腕上有一条横纹，手心向前，在腕横纹上1.5寸。

太渊 屈手腕时手腕上有一条横纹，手心向前，在腕横纹的外侧。

丰隆　在小腿前外侧，外踝尖上 8 寸，条口穴外 1 寸。

足三里　在小腿前外侧，犊鼻穴下 3 寸，距胫骨前缘一横指。

（3）操作方法：

☙ 中等强度刮以上各穴 3 分钟左右。

（4）特别提示：

☙ 少吃辛辣的食物。

☙ 如果有痰，要拍背把痰吐出来。

☙ 严重的要配合药物治疗。

 小儿厌食

（1）主穴：

脊背两侧　足太阳经穴部位。

大椎　在后正中线上，第七颈椎棘突下凹陷中。

长强　在尾骨端下，尾骨端与肛门连线的中点。

脾俞　在背部，第十一胸椎棘突下，旁开 1.5 寸。

胃俞　在背部，第十二胸椎棘突下，旁开 1.5 寸。

足三里　在小腿前外侧，犊鼻穴下 3 寸，距胫骨前缘一横指。

（2）配穴：

大肠俞　在腰部，第四腰椎棘突下，旁开 1.5 寸。

中脘　在上腹部，前正中线上，脐中上 4 寸。

气海　在下腹部，前正中线上，脐中下 1.5 寸。

（3）操作方法：

☙ 以中等强度手法刮以上有关部位和经穴处 5 分钟左右。

（4）特别提示：

☙ 加强营养，防止脾胃受伤。

☙ 想办法诱导孩子吃饭。

☙ 少食多餐。

☙ 可配合服用健胃消食药物。

 小儿积证

（1）主穴：

脊背两侧 足太阳经穴部位。

大椎 在后正中线上，第七颈椎棘突下凹陷中。

长强 在尾骨端下，尾骨端与肛门连线的中点。

（2）配穴：

脾俞 在背部，第十一胸椎棘突下，旁开1.5寸。

胃俞 在背部，第十二胸椎棘突下，旁开1.5寸。

大肠俞 在腰部，第四腰椎棘突下，旁开1.5寸。

中脘 在上腹部，前正中线上，脐中上4寸。

气海 在下腹部，前正中线上，脐中下1.5寸。

足三里 在小腿前外侧，犊鼻穴下3寸，距胫骨前缘一横指。

（3）操作方法：

🍈 以中等强度手法刮以上有关部位和穴位3分钟左右。

（4）特别提示：

🍈 对呕吐患儿要加强护理，特别反复呕吐易导致脱水、电解质紊乱者，应到医院治疗。

🍈 注意饮食，最好定时定量，不要吃得太饱，食物最好新鲜、清洁，不要过食煎炸和肥腻难以消化的食物。

🍈 哺乳不要过急，以防吞进空气。由于小儿胃小且平，适量哺乳后，应抱正身体，轻拍背部，避免呕吐发生，也可使吸入空气得以排出。

🍈 呕吐较轻的患儿，可进易消化的流质或半流质食物，最好少量多次进食。呕吐较重者应暂时停止进食。

 小儿疳证

（1）主穴：

大杼 在背部，第一胸椎棘突下，旁开1.5寸。

大肠俞　在腰部，第四腰椎棘突下，旁开1.5寸。

中脘　在上腹部，前正中线上，脐中上4寸。

足三里　在小腿前外侧，犊鼻穴下3寸，距胫骨前缘一横指。

四缝　第二、第三、第四、第五指掌面，近端指关节横纹中点。

（2）配穴：

天枢　在腹中部，脐中旁开2寸。

间使　在腕横纹上3寸，掌长肌腱与桡侧腕屈肌腱之间。

百虫窝　血海穴上1寸。

（3）操作方法：

♋ 三棱针点刺四缝，挤出少量黄水。轻刮其他各穴3～5分钟。

♋ 腹胀便稀加刮天枢。

♋ 夜卧不宁加刮间使。

♋ 虫积加刮百虫窝。

（4）特别提示：

♋ 对患儿进行诊断，因寄生虫、结核等引起的需要治疗原发病。

♋ 对患儿应注意饮食卫生、少食生冷瓜果，定时定量。婴儿断奶时应特别注意补充营养。

 49 小儿遗尿证

（1）主穴：

大椎　在后正中线上，第七颈椎棘突下凹陷中。

脊背两侧　足太阳经穴部位。

（2）配穴：

中极　在下腹部，前正中线上，脐中下4寸。

关元　在下腹部，前正中线上，脐中下3寸。

气海　在下腹部，前正中线上，脐中下1.5寸。

三阴交　在小腿内侧，足内踝尖上3寸，胫骨内侧缘后方。

阴陵泉　在小腿内侧，胫骨内侧后下方凹陷中。

（3）操作方法：

☺ 轻刮以上各穴 3～5 分钟。

（4）特别提示：

☺ 患儿每日晚餐应尽量少量饮水，少吃水果等，以减少膀胱贮尿量。

☺ 患儿家长应鼓励、培养小儿自觉起床，养成良好的排尿习惯。

 小儿夜啼

（1）主穴：

大椎　在后正中线上，第七颈椎棘突下凹陷中。

日月　在上腹部，乳头直下，第七肋间隙，前正中线旁开 4 寸。

京门　在侧腰部，章门后 1.8 寸，第十二肋骨游离端的下方。

带脉　在侧腰部，章门下 1.8 寸，第十一肋骨游离端的下方垂线与脐水平线的交点上。

神堂　在背部，第五胸椎棘突下，旁开 3 寸。

（2）配穴：

身柱　在后正中线上，第三胸椎棘突下凹陷中。

中脘　在上腹部，前正中线上，脐中上 4 寸。

足三里　在小腿前外侧，犊鼻穴下 3 寸，距胫骨前缘一横指。

中冲　在手中指末节尖端中央。

（3）操作方法：

☺ 以中等强度刮以上诸穴位。

（4）特别提示：

☺ 患儿啼哭应与其他疾病引起的啼哭相鉴别，本病白天多安静，只是入夜啼哭。

☺ 应注意防寒保暖、饮食适量，不要吃过饱。

☺ 患儿啼哭要注意检查尿布是否浸湿，包被松紧是否合适。

☺ 小儿尤其要注意卫生护理（其皮肤细嫩，瘙痒、湿疹易损伤皮肤），以防感染。

51 小儿流涎

（1）主穴：

禾髎 在上唇上外侧，鼻孔外缘直下，上唇上 1/3 与中 1/3 的交点。

迎香 鼻翼旁 0.5 寸，鼻唇沟中。

脾俞 在背部，第十一胸椎棘突下，旁开 1.5 寸。

胃俞 在背部，第十二胸椎棘突下，旁开 1.5 寸。

三焦俞 在腰部，第一腰椎棘突下，旁开 1.5 寸。

（2）配穴：

曲池 在肘区，在尺泽与肱骨外上髁连线中点凹陷处。

通里 在前臂掌侧，尺侧腕屈肌腱的外侧缘，腕横纹上 1 寸。

足三里 在小腿前外侧，犊鼻穴下 3 寸，距胫骨前缘一横指。

（3）操作方法：

以中等强度刮以上各穴 3～5 分钟，使每一局部呈现为紫红颜色。

（4）特别提示：

经常擦流出的口水，注意力量要轻，别擦破皮肤。

52 月经不调

（1）主穴：

大椎 在后正中线上，第七颈椎棘突下凹陷中。

肩井 大椎穴与肩峰端连线的中点。

大杼 在背部，第一胸椎棘突下，旁开 1.5 寸。

膈俞 在背部，第七胸椎棘突下，旁开 1.5 寸。

（2）配穴：

气海 在下腹部，前正中线上，脐中下 1.5 寸。

关元 在下腹部，前正中线上，脐中下 3 寸。

血海 屈膝，在大腿内侧，髌底内侧端上 2 寸，股四头肌内侧头的隆起处。

三阴交 在小腿内侧，足内踝尖上 3 寸，胫骨内侧缘后方。

太冲　在足背，第一、第二跖骨结合部前方凹陷中。

太溪　在足内侧、内踝后方，内踝尖与跟腱之间的凹陷中。

归来　在下腹部，脐中下4寸，前正中线旁开2寸。

足三里　在小腿前外侧，犊鼻穴下3寸，距胫骨前缘一横指。

肝俞　在背部，第九胸椎棘突下，旁开1.5寸。

脾俞　在背部，第十一胸椎棘突下，旁开1.5寸。

（3）操作方法：

◔ 重刮大椎、肩井、大杼、膈俞3分钟左右。

◔ 轻刮其他穴3～5分钟。

◔ 气海至关元、血海、三阴交。

◔ 月经先期者加刮太冲、太溪。

◔ 月经后期者加归来、足三里。

◔ 月经先后不定期加刮肝俞、脾俞、足三里、太溪。

（4）特别提示：

◔ 不要着急生气，避免精神刺激。

◔ 注意经期卫生，禁房事。

◔ 不要吃生冷或刺激性食品。

◔ 注意休息，减轻体力劳动。

◔ 注意腹部保温，避免受凉。

53 痛经

（1）主穴：

关元　在下腹部，前正中线上，脐中下3寸。

中极　在下腹部，前正中线上，脐中下4寸。

地机　阴陵泉下3寸。

阴陵泉　在小腿内侧，胫骨内侧后下方凹陷中。

三阴交　在小腿内侧，足内踝尖上3寸，胫骨内侧缘后方。

次髎　第二骶后孔中。

（2）配穴：

太冲　在足背，第一、第二跖骨结合部前方凹陷中。

足三里　在小腿前外侧，犊鼻穴下3寸，距胫骨前缘一横指。

命门　在腰部，后正中线上，第二腰椎棘突下凹陷中。

（3）操作方法：

❀ 轻刮足三里、命门3～5分钟。

❀ 重刮其他穴3～5分钟。

❀ 肝郁者，加刮太冲。

❀ 气血虚者，加刮足三里、命门。

（4）特别提示：

❀ 不要着急生气，避免精神刺激，适当休息。

❀ 注意经期卫生，防止受凉或过食生冷食物。

❀ 患者肢冷腹痛，可以在每次月经前几天以热水袋敷腹部，或以王不留行籽贴压耳部穴位，每3～5日更换，左右两耳交替运用。

 54 闭经

（1）主穴：

气海　在下腹部，前正中线上，脐中下1.5寸。

关元　在下腹部，前正中线上，脐中下3寸。

血海　屈膝，在大腿内侧，髌底内侧端上2寸，股四头肌内侧头的隆起处。

三阴交　在小腿内侧，足内踝尖上3寸，胫骨内侧缘后方。

次髎　第二骶后孔中。

（2）配穴：

脾俞　在背部，第十一胸椎棘突下，旁开1.5寸。

章门　在侧腹部，第十一肋游离端的下方。

足三里　在小腿前外侧，犊鼻穴下3寸，距胫骨前缘一横指。

肝俞　在背部，第九胸椎棘突下，旁开1.5寸。

太冲　在足背，第一、第二跖骨结合部前方凹陷中。

（3）操作方法：

☺ 重刮气海、关元、血海、三阴交、次髎，及肝俞、太冲 3 分钟左右。

☺ 轻刮其他穴 3～5 分钟。

☺ 血枯者，加刮脾俞、章门、足三里。

☺ 血滞者，加刮肝俞、太冲。

（4）特别提示：

☺ 不要着急生气，适当休息。

☺ 对于不来月经的患者，应到医院进行早期怀孕鉴别。

☺ 不要淋雨，不吃生冷饮食。

 崩漏

（1）主穴：

肩井 大椎穴与肩峰端连线的中点。

大椎 在后正中线上，第七颈椎棘突下凹陷中。

膏肓俞 在背部，第四胸椎棘突下，旁开 3 寸。

肝俞 在背部，第九胸椎棘突下，旁开 1.5 寸。

膈俞 在背部，第七胸椎棘突下，旁开 1.5 寸。

（2）配穴：

气海 在下腹部，前正中线上，脐中下 1.5 寸。

关元 在下腹部，前正中线上，脐中下 3 寸。

三阴交 在小腿内侧，足内踝尖上 3 寸，胫骨内侧缘后方。

隐白 在足大趾末节内侧。

次髎 第二骶后孔中。

肾俞 在腰部，第二腰椎棘突下，旁开 1.5 寸。

太溪 在足内侧、内踝后方，内踝尖与跟腱之间的凹陷中。

脾俞 在背部，第十一胸椎棘突下，旁开 1.5 寸。

足三里 在小腿前外侧，犊鼻穴下 3 寸，距胫骨前缘一横指。

行间 在足背，第一、第二趾间，趾蹼缘的后方，赤白肉际处。

太冲 在足背，第一、第二跖骨结合部前方凹陷中。

百会 后发际正中直上 7 寸，或头部正中线与两耳尖连线的交点处。

（3）操作方法：

☺ 中等强度刮主穴 3 分钟。

☺ 轻刮其他穴 3～5 分钟。

☺ 肾虚加刮肾俞、太溪。

☺ 脾虚加刮脾俞、足三里。

☺ 肝郁加刮行间至太冲。

☺ 崩漏较多加百会。

（4）特别提示：

☺ 大量出血，病势重者，应采取综合疗法。

☺ 绝经期或绝经后妇女若出现反复多次出血，需做妇科检查以明确诊断。

☺ 注意经期卫生，避免寒冷等刺激和精神紧张。

 带下病

（1）主穴：

脾俞 在背部，第十一胸椎棘突下，旁开 1.5 寸。

肾俞 在腰部，第二腰椎棘突下，旁开 1.5 寸。

上髎 第一骶后孔中。

次髎 第二骶后孔中。

中髎 第三骶后孔中。

下髎 第四骶后孔中。

（2）配穴：

冲门 在腹股沟外侧，趾骨联合上缘中点旁开 3.5 寸，髂外动脉的外侧。

气冲 在腹股沟稍上方，脐中下 5 寸，前正中线旁开 2 寸。

大赫 在下腹部，脐中下 4 寸，旁开 0.5 寸。

气穴 在下腹部，脐中下 3 寸，旁开 0.5 寸。

（3）操作方法：

☺ 以中等强度刮以上各穴 3 ～ 5 分钟。

☺ 带下连绵不绝者，加刮冲门、气冲。

☺ 带下量多者，加刮大赫、气穴。

（4）特别提示：

☺ 保持外阴部清洁，注意经期卫生及孕期调护，避免重复感染。

☺ 多进食健脾补肾之品，如山药、银杏、新鲜蔬菜等。现代医学认为，大量维生素的摄入，特别是维生素 B_1 对一些慢性白带增多的患者是大有益处的。

57 乳腺增生

（1）主穴：

大椎 在后正中线上，第七颈椎棘突下凹陷中。

肩井 大椎穴与肩峰端连线的中点。

天宗 在肩胛部，冈下窝中央凹陷中，与第四胸椎相平。

大杼 在背部，第一胸椎棘突下，旁开 1.5 寸。

膏肓俞 在背部，第四胸椎棘突下，旁开 3 寸。

肝俞 在背部，第九胸椎棘突下，旁开 1.5 寸。

（2）配穴：

膻中 在胸部，前正中线上，平第四肋间隙，两乳头连线的中点。

乳根 在胸部，乳头直下，乳房根部，第五肋间隙，前正中线旁开 4 寸。

少泽 在手小指末节尺侧。

曲泽 在肘横纹中，肱二头肌腱的尺侧缘。

（3）操作方法：

☺ 重刮以上各穴 3 ～ 5 分钟。

（4）特别提示：

☺ 不要生气着急，控制好情绪。

☺ 少吃辛辣肥腻的食物。

☺ 若不消退应该到医院诊治。

子宫脱垂

（1）主穴：

神阙 在腹中部，脐中央。

中极 在下腹部，前正中线上，脐中下4寸。

肾俞 在腰部，第二腰椎棘突下，旁开1.5寸。

膏肓俞 在背部，第四胸椎棘突下，旁开3寸。

（2）配穴：

百会 后发际正中直上7寸，或头部正中线与两耳尖连线的交点处。

关元 在下腹部，前正中线上，脐中下3寸。

维道 在侧腹部，髂前上棘与股骨大转子最凸点与连线的中点。

三阴交 在小腿内侧，足内踝尖上3寸，胫骨内侧缘后方。

足三里 在小腿前外侧，犊鼻穴下3寸，距胫骨前缘一横指。

（3）操作方法：

☺ 中等强度刮主穴3分钟左右。

☺ 轻刮其他穴3～5分钟。

（4）特别提示：

☺ 不要剧烈运动。

☺ 平时要加强营养。

☺ 要保持阴道的干净清洁。

☺ 严重者应到医院诊治。

 更年期综合征

（1）主穴：

大椎 在后正中线上，第七颈椎棘突下凹陷中。

风池 在颈部，枕骨之下，与风府穴相平，胸锁乳突肌与斜方肌上端之间的凹陷中。

大杼 在背部，第一胸椎棘突下，旁开1.5寸。

心俞 在背部，第五胸椎棘突下，旁开1.5寸。

厥阴俞 在背部，第四胸椎棘突下，旁开1.5寸。

膏肓俞 在背部，第四胸椎棘突下，旁开3寸。

神堂 在背部，第五胸椎棘突下，旁开3寸。

（2）配穴：

神门 在腕部，腕掌横纹尺侧端，尺侧腕屈肌腱的外侧凹陷中。

内关 在前臂掌侧，曲泽穴与大陵穴的连线上，腕横纹上2寸，掌长肌腱与桡侧腕屈肌腱之间。

三阴交 在小腿内侧，足内踝尖上3寸，胫骨内侧缘后方。

肾俞 在腰部，第二腰椎棘突下，旁开1.5寸。

百会 后发际正中直上7寸，或头部正中线与两耳尖连线的交点处。

足三里 在小腿前外侧，犊鼻穴下3寸，距胫骨前缘一横指。

（3）操作方法：

☽ 中等强度刮主穴3～5分钟。

☽ 轻刮其他穴3～5分钟。

（4）特别提示：

☽ 本病易出现一些神志改变，如精神不好，情绪不稳定，悲喜无常等，患者家属应予以安慰、解释，说明本病与女性生理特征相关，勿过度紧张或恐惧，以消除其思想顾虑。

☽ 患者应食清淡饮食，多进食蔬菜水果，少食油腻的食物，特别要避免辛辣刺激性食物。

☽ 患者应多做户外活动，增强体质。

 60 颈椎病

（1）主穴：

大椎 在后正中线上，第七颈椎棘突下凹陷中。

天柱 在颈部，大筋即斜方肌之外缘后发际中，约后发际正中旁开1.3寸。

肩井 大椎穴与肩峰端连线的中点。

肩外俞 在背部，第一胸椎棘突下，旁开3寸。

缺盆 在锁骨上窝中央，前正中线旁开4寸。

（2）配穴：

后溪 在手掌尺侧，微握拳，小指本节即第五掌指关节后的远侧掌横纹头赤白肉际。

合谷 在手背上，第一、第二掌骨间，第二掌骨桡侧的中点。

（3）操作方法：

☺ 重刮以上诸穴3～5分钟。

（4）特别提示：

☺ 应注意颈部防寒保暖，特别冬天要穿高领衣，以求保暖颈部。

☺ 本病多见于会计、秘书、打印员等低头伏案工作较多的人员，应注意适时活动颈部，或加强颈部按摩。

☺ 睡眠时，枕头应与肩同高为好，以舒适为宜，不要过高或太低。

61 落枕

（1）主穴：

大椎 在后正中线上，第七颈椎棘突下凹陷中。

肩井 大椎穴与肩峰端连线的中点。

肩外俞 在背部，第一胸椎棘突下，旁开3寸。

肩中俞 在背部，第七颈椎棘突下，旁开2寸。

列缺 屈手腕时手腕上有一条横纹，手心向前，在腕横纹上1.5寸。

天柱 在颈部，大筋即斜方肌之外缘后发际中，约后发际正中旁开1.3寸。

（2）配穴：

后溪 在手掌尺侧，微握拳，小指本节即第五掌指关节后的远侧掌横纹头赤白肉际。

悬钟 在小腿外侧，外踝尖上3寸，腓骨前缘。

（3）操作方法：

♎ 重刮以上诸穴 3 ～ 5 分钟，特别颈部穴位要刮到局部紫红为度。

（4）特别提示：

♎ 应用热毛巾敷颈部，改善局部血液循环。

♎ 注意局部防寒保暖，特别是夜间颈部保暖。

♎ 患者可以自我按揉局部，疏松局部组织，改善局部血液循环，促进康复。平时应注意颈部保健。

 肩周炎

（1）主穴：

大椎　在后正中线上，第七颈椎棘突下凹陷中。

天柱　在颈部，大筋即斜方肌之外缘后发际中，约后发际正中旁开 1.3 寸。

肩井　大椎穴与肩峰端连线的中点。

膏肓俞　在背部，第四胸椎棘突下，旁开 3 寸。

天宗　在肩胛部，冈下窝中央凹陷中，与第四胸椎相平。

（2）配穴：

肩贞　在肩关节后下方，胳膊内收时，腋后纹头上 1 寸。

曲池　在肘区，在尺泽与肱骨外上髁连线中点处。

外关　在前臂背侧，阳池穴与肘尖的连线上，腕背横纹上 2 寸，尺骨与桡骨之间。

（3）操作方法：

♎ 以重手法刮主穴 3 分钟左右；继用重手法刮肩贞 3 ～ 5 分钟，局部出现紫色疙瘩为好；中等手法刮曲池至外关 3 分钟左右。

♎ 胳膊上部痛加刮曲池至外关。

（4）特别提示：

♎ 注意防寒保暖，以防加重病情。同时应积极活动肩关节，不能因怕痛而不活动，使粘连加重，限制其活动度。

♎ 多以远端选穴，结合功能锻炼，有利于促进康复。

♎ 可配以针刺及火罐治疗，由于肩三针（分布肩关节周围的肩髃、肩前、肩后三个穴位的合称）易致渗出、出血、加重粘连，故少用。

 腰椎间盘突出症

（1）主穴：

大椎　在后正中线上，第七颈椎棘突下凹陷中。

上髎　第一骶后孔中。

次髎　第二骶后孔中。

中髎　第三骶后孔中。

下髎　第四骶后孔中。

环跳　在股外侧部，侧卧屈股，股骨大转子最凸点与骶管裂孔连线的外 1/3 与内 2/3 交点。

腰阳关　在腰部，后正中线上，第四腰椎棘突下凹陷中。

（2）配穴：

委中　在腘横纹中点。

合谷　在手背上，第一、第二掌骨间，第二掌骨桡侧的中点。

后溪　在手掌尺侧，微握拳，小指本节即第五掌指关节后的远侧掌横纹头赤白肉际。

（3）操作方法：

☺ 以重手法刮各主穴 3 分钟左右。

☺ 继用重手法刮配穴 3 ～ 5 分钟。

（4）特别提示：

☺ 减少活动，注意休息，最好睡硬板床。

☺ 可配合针刺取穴与活动腰部效果较好，如刺后溪，条口（足三里穴下5 寸），水沟（人中沟中央近鼻孔处），攒竹（在面部，眉头凹陷中，眶上切迹处）。对于腰椎间盘脱出者，选用疏波，使肌肉节律跳动，促进其复位。

☺ 可以结合推拿按摩，进行腰部保健。

64 脱肛

（1）主穴：

长强 在尾骨端下，尾骨端与肛门连线的中点。

腰俞 在骶部，后正中线上，适对骶管裂孔。

腰阳关 在腰部，后正中线上，第四腰椎棘突下凹陷中。

命门 在腰部，后正中线上，第二腰椎棘突下凹陷中。

（2）配穴：

大肠俞 在腰部，第四腰椎棘突下，旁开1.5寸。

百会 后发际正中直上7寸，或头部正中线与两耳尖连线的交点处。

承山 在小腿后面正中，委中穴与昆仑穴之间，伸直小腿或足跟上提时，腓肠肌肌腹下出现尖角凹陷中。

委中 在腘横纹中点。

（3）操作方法：

☺ 重刮主穴3分钟左右。

☺ 轻刮其他穴3～5分钟。

（4）特别提示：

☺ 避免负重，或过度劳累。

☺ 可服用具有补中益气的药物，加强升提作用，有助于回纳。

☺ 反复发作，引起局部感染，应配合外用药。

☺ 经常进行收腹提肛锻炼，促进恢复。

65 痔疮

（1）主穴：

阿是穴 以压痛点或其他反应点作为穴位。

（2）配穴：

百会 后发际正中直上7寸，或头部正中线与两耳尖连线的交点处。

孔最 屈手腕时手腕上有一条横纹，手心向前，在腕横纹上7寸。

长强 在尾骨端下，尾骨端与肛门连线的中点。

承山 在小腿后面正中，委中穴与昆仑穴之间，伸直小腿或足跟上提时，腓肠肌肌腹下出现尖角凹陷中。

二白 腕横纹上 4 寸，桡侧腕屈肌腱两侧，一手两穴。

（3）操作方法：

☺ 轻刮长强约 3 分钟，以不损局部皮肤为度。

☺ 重刮其他穴 3～5 分钟。

（4）特别提示：

☺ 患者应少吃辛辣的食物，多食新鲜多汁蔬菜，减少大便干结的次数。

☺ 患者可用药坐浴，或经常做收腹提肛动作。

☺ 积极参加体育锻炼，增强身体，调畅心情，促进康复。

 骨质增生

（1）主穴：

肾俞 在腰部，第二腰椎棘突下，旁开 1.5 寸。

关元 在下腹部，前正中线上，脐中下 3 寸。

气海 在下腹部，前正中线上，脐中下 1.5 寸。

三阴交 在小腿内侧，足内踝尖上 3 寸，胫骨内侧缘后方。

（2）配穴：

阿是穴 以压痛点或其他反应点作为穴位。

（3）操作方法：

☺ 重刮穴以上诸穴 3～5 分钟。

（4）特别提示：

☺ 多运动，不要因为疼痛就不运动。

☺ 加强营养。

☺ 多按揉疼痛的部位，促进血液循环。

☺ 可以配合药物治疗。

67 扭伤

（1）主穴：

血海 屈膝，在大腿内侧，髌骨内侧端上2寸，股四头肌内侧头的隆起处。

肝俞 在背部，第九胸椎棘突下，旁开1.5寸。

太冲 在足背，第一、第二跖骨结合部前方凹陷中。

少商 手心向前，在拇指外侧指甲角旁。

足三里 在小腿前外侧，犊鼻穴下3寸，距胫骨前缘一横指。

（2）配穴：

肩贞 在肩关节后下方，胳膊内收时，腋后纹头上1寸。

曲池 在肘区，在尺泽与肱骨外上髁连线中点凹陷处。

小海 在肘内侧，尺骨鹰嘴与肱骨内上髁之间凹陷中。

天井 在胳膊外侧，屈肘时，肘尖直上1寸凹陷中。

曲泽 在肘横纹中，肱二头肌腱的尺侧缘。

阳溪 在腕背面横纹外侧，手拇指向上跷起时，拇指根下面的凹陷中。

阳池 在腕背横纹中，指伸肌腱的尺侧缘凹陷中。

阳谷 在手腕尺侧，尺骨茎突与三角骨之间的凹陷中。

外关 在前臂背侧，阳池穴与肘尖的连线上，腕背横纹上2寸，尺骨与桡骨之间。

肾俞 在腰部，第二腰椎棘突下，旁开1.5寸。

命门 在腰部，后正中线上，第二腰椎棘突下凹陷中。

腰阳关 在腰部，后正中线上，第四腰椎棘突下凹陷中。

委中 在腘横纹中点。

梁丘 屈膝，在大腿前面，髂前上棘与髌底外侧端的连线上，髌底上2寸。

膝眼 髌尖两侧凹陷中。

阳陵泉 在小腿外侧，腓骨小头前下方凹陷中。

解溪 在足背与小腿交界处的横纹中央凹陷中，拇长伸肌腱与趾长伸肌腱之间。

申脉 在足外侧部，外踝直下方凹陷中。

昆仑 外踝与跟腱之间的凹陷中。

丘墟 在足外踝前下方，趾长伸肌腱的外侧凹陷中。

太溪 在足内侧、内踝后方，内踝尖与跟腱之间的凹陷中。

照海 在足内侧，内踝尖下方凹陷中。

（3）操作方法：

☺ 重刮以上各穴 3～5 分钟，特别重刮患处穴位。

☺ 肩部配刮肩贞。

☺ 肘部配刮曲池、小海、天井、曲泽。

☺ 腕部配刮阳溪、阳池、阳谷、外关。

☺ 腰部配刮肾俞、命门、腰阳关、委中。

☺ 膝部配刮梁丘、膝眼、阳陵泉。

☺ 足跟部配刮解溪、申脉、昆仑、丘墟、太溪、照海。

（4）特别提示：

☺ 新挫伤、扭伤应不活动受伤处，24 小时内以冷毛巾敷患处；受伤超过 24 小时可以用热毛巾敷患处，以促进新伤止血，旧伤吸收。

☺ 可配以活血化瘀药内服，使瘀血尽快消退，或患处刺络拔罐。

☺ 应多休息，抬高患肢，便于血液回流而达到消肿的目的。

68 痤疮

（1）主穴：

少商 手心向前，在拇指外侧指甲角旁。

阳白 在前额部，瞳孔直上，眉上 1 寸。

日月 在上腹部，乳头直下，第七肋间隙，前正中线旁开 4 寸。

带脉 在侧腹部，章门下 1.8 寸，第十一肋骨游离端下方垂线与脐水平线的交点上。

肩井 大椎穴与肩峰端连线的中点。

太冲 在足背，第一、第二跖骨结合部前方凹陷中。

（2）配穴：

合谷 在手背上，第一、第二掌骨间，第二掌骨桡侧的中点。

（3）操作方法：

☺ 重刮以上诸穴 3～5 分钟。

（4）特别提示：

☺ 不要着急生气，少食辛辣、油腻之品。

☺ 局部勿滥涂抹外用物，勿用手挤压，以防感染。

☺ 多食新鲜蔬菜、水果等，保持大便畅通。

 黄褐斑

（1）主穴：

太冲 在足背，第一、第二跖骨结合部前方凹陷中。

期门 在胸部，乳头直下，第六肋间隙，前正中线旁开 4 寸。

章门 在侧腹部，第十一肋游离端的下方。

手五里 曲池穴与肩髃穴连线上，曲池穴上 3 寸。

大椎 在后正中线上，第七颈椎棘突下凹陷中。

（2）配穴：

胃俞 在背部，第十二胸椎棘突下，旁开 1.5 寸。

合谷 在手背上，第一、第二掌骨间，第二掌骨桡侧的中点。

（3）操作方法：

☺ 重刮以上诸穴 3～5 分钟。

（4）特别提示：

☺ 不要吃油腻的和辛辣的食物。

☺ 不要着急生气，尽量调整好情绪。

☺ 斑块消失是一个缓慢的过程。如果急剧增多,应该到医院做进一步诊疗。

脱发

(1)主穴：

风池 在颈部，枕骨之下，与风府穴相平，胸锁乳突肌与斜方肌上端之间的凹陷中。

大椎 在后正中线上，第七颈椎棘突下凹陷中。

膏肓俞 在背部，第四胸椎棘突下，旁开3寸。

神堂 在背部，第五胸椎棘突下，旁开3寸。

肾俞 在腰部，第二腰椎棘突下，旁开1.5寸。

肝俞 在背部，第九胸椎棘突下，旁开1.5寸。

(2)配穴：

曲池 在肘区，在尺泽与肱骨外上髁连线中点凹陷处。

血海 屈膝，在大腿内侧，髌底内侧端上2寸，股四头肌内侧头的隆起处。

三阴交 在小腿内侧，足内踝尖上3寸，胫骨内侧缘后方。

(3)操作方法：

☼ 轻刮主穴3分钟左右。

☼ 重刮其他穴3～5分钟。

(4)特别提示：

☼ 不要着急生气，保证充分的睡眠和营养。

☼ 少吃刺激性较强的食物，如辛辣、腥味食物。

☼ 保持头发的卫生和营养。

☼ 应养成良好的梳头习惯。

 丹毒

(1)主穴：

大椎 在后正中线上，第七颈椎棘突下凹陷中。

大杼 在背部，第一胸椎棘突下，旁开1.5寸。

列缺 屈手腕时手腕上有一条横纹，手心向前，在腕横纹上1.5寸。

经渠 太渊上 1 寸，桡动脉的桡侧。

太渊 屈手腕时手腕上有一条横纹，手心向前，在腕横纹的外侧。

（2）配穴：

曲池 在肘区，在尺泽与肱骨外上髁连线中点凹陷处。

合谷 在手背上，第一、第二掌骨间，第二掌骨桡侧的中点。

血海 屈膝，在大腿内侧，髌底内侧端上 2 寸，股四头肌内侧头的隆起处。

委中 在腘横纹中点。

阴陵泉 在小腿内侧，胫骨内侧后下方凹陷中。

（3）操作方法：

☙ 泻法刮拭以上各穴 5 分钟左右，以局部出现紫红色为度。

（4）特别提示：

☙ 抬高患肢。

☙ 不要吃辛辣、海鲜、牛羊肉等食物。

☙ 多卧床休息，减少走动。

☙ 如果高热不退应到医院治疗。

 假性近视

（1）主穴：

风池 在颈部，枕骨之下，与风府穴相平，胸锁乳突肌与斜方肌上端之间的凹陷中。

大椎 在后正中线上，第七颈椎棘突下凹陷中。

大杼 在背部，第一胸椎棘突下，旁开 1.5 寸。

膏肓俞 在背部，第四胸椎棘突下，旁开 3 寸。

神堂 在背部，第五胸椎棘突下，旁开 3 寸。

（2）配穴：

攒竹 在面部，眉头凹陷中，眶上切迹处。

睛明 在面部，目内眼角上方凹陷中。

承泣 在面部、瞳孔直下，眼球与眶下缘之间。

太阳 眼外侧凹陷中。

合谷 在手背上，第一、第二掌骨间，第二掌骨桡侧的中点。

足三里 在小腿前外侧，犊鼻穴下3寸，距胫骨前缘一横指。

（3）操作方法：

☺ 轻刮攒竹、睛明、承泣、太阳3～5分钟，以不损伤皮肤为度。

☺ 重刮其他穴3～5分钟。

（4）特别提示：

☺ 应养成卫生用眼的习惯，经常做眼保健操，不可过久用眼或在强光或昏暗条件下用眼。

☺ 患者应加强体育锻炼，保证充分营养。

 沙眼

（1）主穴：

大椎 在后正中线上，第七颈椎棘突下凹陷中。

风池 在颈部，枕骨之下，与风府穴相平，胸锁乳突肌与斜方肌上端之间的凹陷中。

大杼 在背部，第一胸椎棘突下，旁开1.5寸。

（2）配穴：

合谷 在手背上，第一、第二掌骨间，第二掌骨桡侧的中点。

内庭 在足背，第二、第三趾间，趾蹼缘后方赤白肉际处。

阴陵泉 在小腿内侧，胫骨内侧后下方凹陷中。

行间 在足背，第一、第二趾间，趾蹼缘的后方赤白肉际处。

太阳 眼外侧凹陷中。

攒竹 在面部，眉头凹陷中，眶上切迹处。

（3）操作方法：

☺ 重刮主穴3～5分钟。

☺ 中等强度刮其他穴3分钟左右。

（4）特别提示：

☺ 不要总用手揉眼，保持眼睛的卫生。

☺ 经常清除眼屎和流出的黏液。

☺ 少吃辛辣、海鲜、牛羊肉等食物。

☺ 配合药物治疗。

 流泪证

（1）主穴：

睛明 在面部，目内眼角上方凹陷中。

攒竹 在面部，眉头凹陷中，眶上切迹处。

隐白 在足大趾末节内侧。

大都 在足内侧，足大趾本节（第一跖趾关节）前下方赤白肉际凹陷中。

阴陵泉 在小腿内侧，胫骨内侧后下方凹陷中。

血海 屈膝，在大腿内侧，髌底内侧端上2寸，股四头肌内侧头的隆起处。

曲池 在肘区，在尺泽与肱骨外上髁连线中点凹陷处。

（2）配穴：

少商 手心向前，在拇指外侧指甲角旁。

上星 囟会穴前1寸或前发际正中直上1寸。

（3）操作方法：

☺ 重刮以上没有在眼周围的穴位3分钟，轻刮眼周围的穴位3～5分钟。

☺ 风热加少商。

（4）特别提示：

☺ 本证在用灸法治疗的同时应明确诊断，针对原发病对症治疗。

☺ 本病患者要注意个人卫生，保持眼部清洁。

 慢性鼻炎

（1）主穴：

风池 在颈部，枕骨之下，与风府穴相平，胸锁乳突肌与斜方肌上端之间的凹陷中。

大椎 在后正中线上，第七颈椎棘突下凹陷中。

大杼 在背部，第一胸椎棘突下，旁开1.5寸。

肺俞 在背部，第三胸椎棘突下，旁开1.5寸。

膏肓俞 在背部，第四胸椎棘突下，旁开3寸。

（2）配穴：

列缺 屈手腕时手腕上有一条横纹，手心向前，在腕横纹上1.5寸。

合谷 在手背上，第一、第二掌骨间，第二掌骨桡侧的中点。

迎香 鼻翼旁0.5寸，鼻唇沟中。

印堂 两眉头连线的中点。

（3）操作方法：

🌸 中等强度刮迎香、印堂3分钟左右，不可损伤皮肤。

🌸 重刮其他穴3～5分钟。

（4）特别提示：

🌸 患者应注意防寒保暖，特别是气温变化较大的时期，慎防外邪入侵。避免经常感冒。

🌸 应注意清洁鼻腔，保持鼻道通畅及鼻咽、口腔的卫生。

🌸 患者要重视体育锻炼，增强体质，促进本病康复。

 牙痛

（1）主穴：

大椎 在后正中线上，第七颈椎棘突下凹陷中。

风池 在颈部，枕骨之下，与风府穴相平，胸锁乳突肌与斜方肌上端之间的凹陷中。

肝俞 在背部，第九胸椎棘突下，旁开1.5寸。

胆俞 第十胸椎棘突下，旁开1.5寸。

（2）配穴：

合谷 在手背上，第一、第二掌骨间，第二掌骨桡侧的中点。

下关 在面部耳前方，颧弓与下颌中间的凹陷中。

颊车 在面颊部，下颌角前上方，闭口咬牙时咬肌隆起，按之凹陷中。

内庭 在足背，第二、第三趾间，趾蹼缘后方赤白肉际处。

太溪 在足内侧、内踝后方，内踝尖与跟腱之间的凹陷中。

（3）操作方法：

☺ 中等强度刮下关、颊车3分钟左右，以不损伤皮肤为度。

☺ 重刮其他穴3～5分钟。

☺ 肾阴虚者加刮太溪。

（4）特别提示：

☺ 用灸法时可考虑经络的循行，对上齿痛多选用内庭穴，下齿痛多选用合谷穴，可增强疗效。

☺ 应避免冷、热、酸、甜等物刺激，以减少发作次数或减轻症状。

☺ 患者平素应注意加强口腔卫生，如发现龋齿时应及时综合治疗。

 口腔溃疡

（1）主穴：

大椎 在后正中线上，第七颈椎棘突下凹陷中。

风池 在颈部，枕骨之下，与风府穴相平，胸锁乳突肌与斜方肌上端之间的凹陷中。

大杼 在背部，第一胸椎棘突下，旁开1.5寸。

曲池 在肘区，在尺泽与肱骨外上髁连线中点凹陷处。

（2）配穴：

合谷 在手背上，第一、第二掌骨间，第二掌骨桡侧的中点。

下关 在面部耳前方，颧弓与下颌中间的凹陷中。

颊车 在面颊部，下颌角前上方，闭口咬牙时咬肌隆起，按之凹陷中。

内庭 在足背，第二、第三趾间，趾蹼缘后方赤白肉际处。

水沟 人中沟中央近鼻孔处。

（3）操作方法：

🍑 中等强度刮大椎、风池、曲池 3 分钟左右，以不损伤皮肤为度。

🍑 重刮其他穴 3～5 分钟。

（4）特别提示：

🍑 不要吃辛辣、刺激性和油腻的食物。

🍑 多喝水和多吃水果。

🍑 不要生气着急，控制好情绪。

 慢性咽炎

（1）主穴：

大椎 在后正中线上，第七颈椎棘突下凹陷中。

风池 在颈部，枕骨之下，与风府穴相平，胸锁乳突肌与斜方肌上端之间的凹陷中。

大杼 在背部，第一胸椎棘突下，旁开 1.5 寸。

肾俞 在腰部，第二腰椎棘突下，旁开 1.5 寸。

（2）配穴：

廉泉 在颈部，前正中线上，结喉上方，舌骨上缘凹陷中。

下关 在面部耳前方，颧弓与下颌中间的凹陷中。

内庭 在足背，第二、第三趾间，趾蹼缘后方赤白肉际处。

水沟 人中沟中央近鼻孔处。

（3）操作方法：

🍑 中等强度刮下关、风池、廉泉 3 分钟左右，以不损伤皮肤为度。

🍑 重刮其他穴 3～5 分钟。

（4）特别提示：

🍑 不要吃辛辣和油腻的食物。

🍑 多喝水。

🍑 要努力把痰咳出来。

扁桃体炎

（1）主穴：

大椎　在后正中线上，第七颈椎棘突下凹陷中。

风池　在颈部，枕骨之下，与风府穴相平，胸锁乳突肌与斜方肌上端之间的凹陷中。

天容　在颈外侧部，下颌角的后方，胸锁乳突肌的前缘凹陷中。

大杼　在背部，第一胸椎棘突下，旁开1.5寸。

膏肓俞　在背部，第四胸椎棘突下，旁开3寸。

神堂　在背部，第五胸椎棘突下，旁开3寸。

（2）配穴：

少商　手心向前，在拇指外侧指甲角旁。

合谷　在手背上，第一、第二掌骨间，第二掌骨桡侧的中点。

内庭　在足背，第二、第三趾间，趾蹼缘后方赤白肉际处。

（3）操作方法：

☺ 首先点刺少商出血数滴。

☺ 重刮其他穴3～5分钟。

（4）特别提示：

☺ 不要吃辛辣的食物。

☺ 多喝水，不要喝太热的水。

☺ 注意多休息，减少说话。

养生保健美容

 如何用刮痧疗法进行养生保健？

保健刮痧法是有效地预防疾病、保护健康的方法。保健刮痧可以增强机体的生理功能和抗病的能力，有加强新陈代谢、促进体内毒素排出的作用，能对潜伏的各种病变进行有效的提前治疗，起到预防疾病的效果。

保健刮痧法一般使用刮板厚面凹陷边缘，皮肤丰厚之部位或头皮部位可使用刮板薄面凸起边缘。保健刮痧一般不涂刮痧润滑剂，直接在皮肤上或隔衣刮拭，刮至局部皮肤发热或潮红即可，不必出痧。保健刮痧也可在每次洗浴时进行，洗浴后全身汗孔扩张，趁水渍未干时刮拭效果更佳。

刮痧是中国传统医学的产物，在民间一直被用来医治头痛、伤风之类的疾病。遇感冒或者中暑时，用钱币蘸上麻油或用汤勺蘸酒、水在皮肤上刮拭。这种方式遵循了中医气脉互通的原理，效果挺好。借鉴这一原理，现在人们研制出用水牛角制成的"刮痧宝玉"（刮板）代替了铜钱、瓷勺，外加活血剂替代油、酒之类，并遵循经穴的中医原理对人体进行保健刮痧。

利用具有"凉血"作用的"刮痧宝玉"刺激经络穴位，促进气血运行，增加细胞的营养和氧的供给，使细胞活化，从而达到延缓衰老、美化皮肤的目的。由此来看，刮痧的作用与传统意义上的面部按摩相似。

另外，刮痧有排毒的功效，排毒又为美容之本。作为传输食物和消化吸收营养的消化道，在长年累月的运转过程中，不可避免地存下许多污垢，中医称之为"宿便"。宿便为万病之源，它不仅直接使人致病，还会间接地加速人的衰老，肥胖、妇科病以及脸部黑斑、面疱等都是由这些毒素引起的。刮痧排毒可以将肌肤积存的毒素舒畅地、轻松地排出体外，防治细胞毒质的存在和蔓延，促进生理健康，使肌肤光滑白嫩，青春常驻，40 岁以上的女士效果尤为显著。

人体可以刮痧的部位很多，常用的有第七颈椎上下左右四处，喉骨两旁，两胳臂弯，两腿弯，脊椎两旁，前胸肋骨间，后背肋骨间，两足内外踝后的足跟肌腱处，左右肋下肝脾区，以及两肩胛冈上和冈下等处。

先将准备刮痧的部位擦净，用刮痧板的边缘蘸上刮痧油或按摩油，再确定部位进行刮痧。刮痧要顺一个方向刮，不要来回刮，力量要均匀合适，不要忽轻忽重。连刮两胳膊弯十几下，即出现暗紫色的条条痧痕。刮痧部位，一般每处可刮 20 下。刮完后，人会立即感到轻松，可休息几分钟，在前胸、后背、肋间、颈椎上下，或两肩部冈上冈下的每处刮动十余下，再饮糖姜水或白开水，会感到非常舒畅。

 保健刮痧应该选择哪些部位？怎样刮才能强身健体？

（1）头部：自头维（在头侧部，额角发际上 0.5 寸，头正中旁开 4.5 寸）及鬓角处开始，从前向后呈弧形刮至风池（在颈部，枕骨之下，与风府穴相平，胸锁乳突肌与斜方肌上端之间凹陷中）后发际处。以百会（在后发际正中直上 7 寸，或头部正中线与两耳尖连线交点处）为界，将头顶部位分为前后两部分，先由顶部到前发际处，再加由顶部至后发际处，依次刮拭。也可以百会为中点，呈放射状地向四周刮拭，致使头皮发热。

（2）颈肩腰背部：由风池刮至肩井（大椎穴与肩峰端连线的中点），并在此处时最好行角推的手法。再由大椎（在后正中线上，第七颈椎棘突下凹陷中）刮至长强（在尾骨端直下，尾骨端与肛门连线的中点）；由大杼（在背部，第一胸椎棘突下，旁开 1.5 寸）刮至白环俞（在骶部，第四骶椎棘突下，旁开 1.5 寸）。点按夹脊（第一胸椎至第五腰椎棘突下，旁开 0.5 寸）。

（3）胸腹部：由天突（胸骨上窝正中）向下刮至膻中（在胸部，前正中线，平第四肋间隙，两乳头连线的中点）；以任脉为界，分别沿肋骨走向向左右两边刮拭；腹部由上而下依次刮拭。腹部的穴位可加用点法、颤法。

（4）上肢外侧：由曲池（在肘区，在尺泽与肱骨外上髁连线中点凹陷处）刮至商阳（食指桡侧指甲角旁约 0.1 寸）。由天井（在胳膊外侧，屈肘时，肘尖直上 1 寸凹陷中）刮至关冲（第四指尺侧指甲角旁约 0.1 寸）；由小海穴（在肘内侧，尺骨鹰嘴与肱骨内上髁之间凹陷中）刮至少泽（在手小指末节尺侧）。

（5）上肢内侧：由尺泽（弯肘时有肘横纹，手心向前，在横纹的外侧端）刮至少商（手心向前，在拇指外侧指甲角旁）；由曲泽（在肘横纹中，肱二头肌腱的尺侧缘）刮至中冲（在手中指末节尖端中央）；由少海（屈肘，在肘横纹内侧端与肱骨内上髁连线中点）刮至少冲（在手小指末节外侧）。

（6）下肢外后侧：由犊鼻（屈膝，在膝部，髌骨与髌韧带外侧凹陷中）刮至厉兑（在足背第二趾外侧趾甲角旁约 0.1 寸）；由阳陵泉（在小腿外侧，腓骨小头前下方凹陷中）刮至足窍阴（在足第四趾末节外侧，趾甲角旁约 0.1 寸）；由委中（在腘横纹中点）刮至至阴（在足小趾末节外侧，趾甲角旁约 0.1 寸）。

（7）下肢内侧：由阴陵泉（在小腿内侧，胫骨内侧后下方凹陷中）刮至隐白（在足大趾末节内侧）；由膝关（在足小腿内侧，胫骨内上髁的后下方，阴陵泉后 1 寸，腓肠肌内侧头的上部）刮至大敦（在姆趾末节外侧，趾甲角旁约 0.1 寸）；由阴谷（屈膝，腘窝内侧，半腱肌与半膜肌之间）刮至涌泉（在足底部，卷足时足前部凹陷中，约足底第二、第三趾趾缝纹端与足跟连线的前 1/3 与后 2/3 交点）。

 如何用刮痧疗法使你拥有一张美丽的脸庞？

（1）刮痧美容常用器具

1）面部鱼形刮痧板：常用两只刮痧板，供左右手配合使用。此刮痧板是用亚热带水乡水牛角精制而成，外形酷似金鱼。在面部刮痧时，操作者双手使用刮痧板，一上一下似鱼儿相互追逐嬉戏在面部表皮，给人以极美的享受。刮痧板的鱼吻部与鱼尾部专门作用于定位定点的点穴设计，鱼的身、背、腹部多用于面部经络的刮拭和摩抚。

经常用鱼形刮痧板在面部刮拭定位点穴，能促进面部血液运行，改善微循环；若用于摩抚时，具有凉血抗敏，安心定神的功效。

2）头部梳形水牛角刮板：外形一端似梳子，另一端似菱角，是二合一多功能刮痧板。梳的一端可用于头部皮肤毛孔的疏通，一般先沿着任督二脉梳理 30 下，再梳理两侧膀胱经各 30～50 下。菱形的那一端，可用于身体打通身体的任脉和督脉，根据痧症需要，刮拭头部及身体的相应穴位。

经常刮拭头部并打通任督两脉，活跃大脑皮层，增加记忆和思维能力，帮助缓解不安与焦虑，同时刺激毛囊，减少脱发，促使白发变黑，刺激毛发再生，具有美发护发的辅助功效。

（2）面部刮痧的适应范围

1）各类型皮肤保养：中性、干性、油性、混合性、缺水性皮肤、敏感性等皮肤均可。

2）防治、改善暗疮：暗疮包括丘疹型（肺热），脓疮型（热毒），瘢痕型（瘀滞），囊肿型（湿热），结节型（血毒）。

3）色素斑护理：色斑包括黄褐斑，日晒斑，换肤后遗症，雀斑，老人斑，色素沉着等。

4）衰老皮肤护理：包括老化性皱纹，缺水性皱纹，胶质缺乏皱纹，眼部鱼尾纹的皮肤护理。

5）眼部护理：包括黑眼圈，眼袋，眼皮浮肿的皮肤护理。

6）特殊问题皮肤护理：毛细血管扩张症，暗疮印痕，眼袋肿胀等护理。

（3）注意事项

☺ 刮具用 1 次必须要消毒 1 次。尽量专人专用。

☺ 饥饿时或饱食后半小时内最好不要进行刮痧。

☺ 传染性皮肤病，疖肿，痈疽，疤痕，溃疡皮损和不明硬结不可刮拭。

☺ 换肤掉痂不足 2 个月者不可刮拭。

（4）刮痧部位

面部美容，分为额头部、眼部、鼻部、面颊部、唇部、耳部、头部刮痧。

1）额部：印堂（两眉头连线的中点），神庭（前发际正中直上 0.5 寸）和两侧的太阳（眼外侧凹陷中）。

2）眼部：睛明（在面部，目内眼角上方凹陷中），攒竹（在面部，眉头凹陷中，眶上切迹处），鱼腰（眉毛的中心），丝竹空（在面部，眉梢凹陷中），瞳子髎（在面部，目外眼角旁，眶外侧缘），承泣（目正视，瞳孔直下，眼球与眶下缘之间），四白（在面部，眼珠直下，眶下孔凹陷中）。

3）鼻部：迎香（鼻翼旁 0.5 寸，鼻唇沟中），素髎（鼻尖正中）。

4）面颊部：巨髎（目正视，瞳孔直下，平鼻翼下缘处，鼻唇沟外侧），颊车（在面颊部，下颌角前上方，闭口咬牙时咬肌隆起，按之凹陷中）。

5）唇部：水沟（人中沟中央近鼻孔处），承浆（颏唇沟的中点），地仓（在面部，口角外侧，眼珠正下方）。

6）耳部：耳门（在面部，耳屏上切迹的前方，下颌骨髁突后缘凹陷中），听宫（在面部，耳屏前，下颌骨髁突的后方，张口时呈凹陷中），听会（在面部，耳屏间切迹的前方，下颌骨髁突的后缘，张口有凹陷中），翳风（耳垂后方，下颌角与乳突间凹陷中）。

7）头部：百会（后发际正中直上 7 寸，或头部正中线与两耳尖连线的交点处），风池（在颈部，枕骨之下，与风府穴相平，胸锁乳突肌与斜方肌上端凹陷中）。

8）刮完面部穴位后：再刮曲池（在肘区，在尺泽与肱骨外上髁连线中点凹陷处），血海（屈膝，在大腿内侧，髌底内侧端上 2 寸，股四头肌内侧头的隆起处），三阴交（在小腿内侧，足内踝尖上 3 寸，胫骨内侧缘后方）。

刮完一次需 10～15 分钟时间（时间长一点更好）。天天坚持，效果很好，既经济，又快捷。

另外，刮痧美容，还要和排毒结合起来。要达到美容最佳效果，首先要进行排毒，把肠壁上的宿便排除掉，因为这些积存物在肠内发酵，会产生毒素。这种毒素，可使人致病，加速人的衰老。服用清肠食品，可清除体内毒素和废物，从而清除面部的青春痘、黑斑、色素的生长因素，达到皮肤健美、美容的功效。

怎样用刮痧疗法减肥?

人体肥胖的主要原因,其一是食欲好、食量大、吸收佳,而运动量小;其二是脾气虚,运化功能减弱,致使运化水湿功能低下,能量代谢发生障碍,湿聚而成痰,湿和痰(即指多余的水分与脂肪)不断蓄积,则形成形体肥胖。脾气虚者坚持减肥刮痧,可以预防和治疗肥胖症。坚持对肥胖的局部进行刮痧,对各种原因的局部肥胖均有减肥效果。

1)背部:双侧肺俞(在背部,第三胸椎棘突下,旁开1.5寸),脾俞(在背部,第十一胸椎棘突下,旁开1.5寸),肾俞(在腰部,第二腰椎棘突下,旁开1.5寸)。

2)胸腹部:膻中(在胸部,前正中线,平第四肋间隙,两乳头连线的中点),中脘(在上腹部,前正中线上,脐中上4寸),关元(在下腹部,前正中线上,脐中下3寸)。

3)上肢:双侧孔最(屈手腕时手腕上有一条横纹,手心向前,在腕横纹上7寸)至列缺(屈手腕时手腕上有一条横纹,手心向前,在腕横纹上1.5寸),双侧曲池(在肘区,在尺泽与肱骨外上髁连线中点凹陷处)。

4)下肢:双侧丰隆(在小腿前外侧,外踝尖上8寸,条口穴外1寸)。双侧三阴交(在小腿内侧,足内踝尖上3寸,胫骨内侧缘后方)。

减肥刮痧力度要适中,每天刮1～2次。若刮力大、刮拭时间长,必须涂刮痧润滑剂保护皮肤。

 如何用刮痧疗法使白发变黑?

肾气充足,气血旺盛,则头发润泽。坚持头部保健刮痧,可以迅速改善头皮血液循环,逐渐增加头发的营养。配合其他部位经穴的刮拭,不但可以促进毛发生长,还可间接调整脏腑功能,增强机体免疫力。

每天刮拭全头2～3次。因头皮部分有毛发覆盖,为达到刺激效果,最好用刮板凸起面边缘大力刮拭。

1)侧头部:刮板竖放在头维(在头侧部,额角发际上0.5寸,头正中旁开 4.5 寸）至下鬓角处，从前向后下方刮至耳后发际处。

2）前后头部：以百会穴（在后发际正中直上 7 寸，或头部正中线与两耳尖连线的交点处）为界，将头顶部分为前后两部分。先由顶至前额发际处，从左至右依次刮拭，再由顶至后颈发际处，从左至右依次刮拭。

3）背部：双侧肺俞（在背部，第三胸椎棘突下，旁开 1.5 寸），肾俞（在腰部，第二腰椎棘突下，旁开 1.5 寸）。

4）下肢：双侧足三里（在小腿前外侧，犊鼻穴下 3 寸，距胫骨前缘一横指），双侧血海（屈膝，在大腿内侧，髌底内侧端上 2 寸，股四头肌内侧头的隆起处）。

将以上部位用刮痧板依次重复刮拭，以加强效果。

中医认为"发为血之余"，肾"其华在发"。头发的好坏与气血、脏腑功能密切相关。经常刮拭全头部，直接改善头部的微循环，使新陈代谢旺盛，头皮细胞活化，头部气血充盈畅达。发根得到充足的氧气和各种营养成分的补充，则毛发生长加快、毛干粗壮、发根坚固、发质柔软而有光泽，并能减少脱发和头皮屑，促进白发变黑。人体所有的阳经都上达于头部，头部经络对全身各系统有整体调控作用。经常刮拭全头部，刺激头部经络穴位，还可畅达全身的阳经，疏通全身的阳气。配合膀胱经和胃经、脾经的穴位刮拭，可增强脏腑功能，以助化生精血，润泽毛发。

 怎样才能使脖颈美丽修长？

只要坚持，不用手术，就能使自己的脖颈变得美丽修长，刮痧疗法能实现你的这个愿望。

点廉泉（在颈部，前正中线上，结喉上方，舌骨上缘凹陷中），天突（胸骨上窝正中），由天突穴向两边依次朝下颌方向刮拭，手法要求轻柔，切忌重手法。

点翳风（耳垂后方，下颌角与乳突间凹陷中），风池（在颈部，枕骨之下，与风府穴相平，胸锁乳突肌与斜方肌上端之间的凹陷中），天容（在颈外侧部，下颌角的后方，胸锁乳突肌的前缘凹陷中），扶突（喉结旁开 3 寸），由正中线向两侧依次刮拭，手法轻柔。

点列缺（屈手腕时手腕上有一条横纹，手心向前，在腕横纹上1.5寸），合谷（在手背上，用一只手的拇指指间关节的横纹，放在另一手拇指、食指之间的指蹼缘上，拇指指尖下），足三里（在小腿前外侧，犊鼻穴下3寸，距胫骨前缘一横指），三阴交（在小腿内侧，足内踝尖上3寸，胫骨内侧缘后方）。

以上穴位每天刮拭3～5分钟。

 美容刮痧后出现红紫、黑斑或黑疱正常吗？

刮痧后皮肤表面出现红紫、黑斑或黑疱的现象，称为"出痧"。出痧是一种刮痧后出现的正常反应，是一种血管扩张至毛细血管破裂、血流外溢、皮肤局部形成瘀血斑的过程，这种血凝块不久即能溃散消失，不需特殊处理。

"出痧"的皮肤红得发黑，看上去有点儿可怕。其实，不管怎么红，都不必担心，因为这对皮肤是没有损害的。红斑颜色的深浅通常是病症轻重的反映。病越重，"痧"就出得越多，颜色也深；如果病情轻，"痧"就出得少，颜色也较浅。一般情况下，皮肤上的"瘀血"会在3～5天内逐渐消退，迟一些也不会超过1周就会恢复正常，不仅不会损害皮肤，而且会使皮肤变得比原来还要健康、美丽。它完全可以取代一般意义上的面部按摩。

附　穴位图

手太阴肺经图

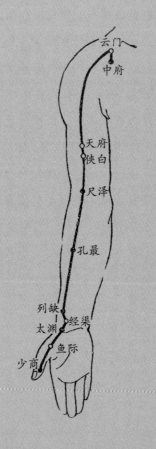

手阳明大肠经图

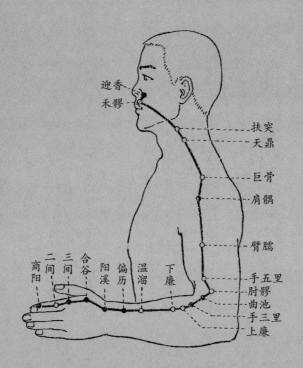

足阳明胃经图

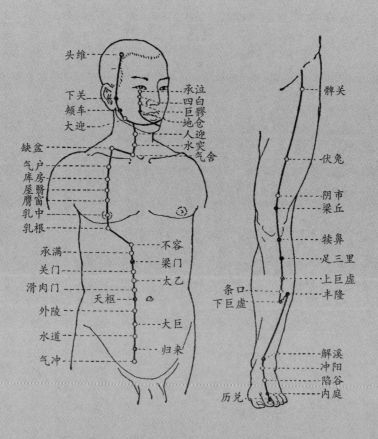

头维
下关　　　　　承泣
颊车　　　　　四白
大迎　　　　　巨髎
　　　　　　　地仓
　　　　　　　人迎
缺盆　　　　　水突
气户　　　　　气舍
库房
屋翳
膺窗
乳中
乳根

承满　　　　　不容
关门　　　　　梁门
滑肉门　　　　太乙
天枢
外陵
水道　　　　　大巨
气冲　　　　　归来

髀关
伏兔
阴市
梁丘
犊鼻
足三里
上巨虚
条口　　　丰隆
下巨虚
解溪
冲阳
陷谷
历兑　　　内庭

足太阴脾经图

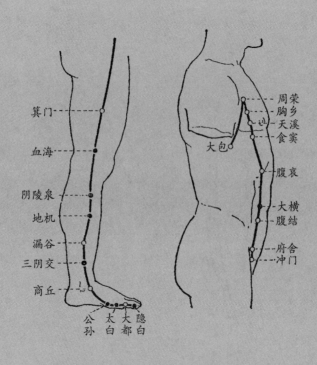

箕门

血海

阴陵泉

地机

漏谷

三阴交

商丘

公孙　太白　太都　隐白

周荣　荣乡

胸乡　天溪

食窦

大包

腹哀

大横

腹结

府舍

冲门

手少阴心经图

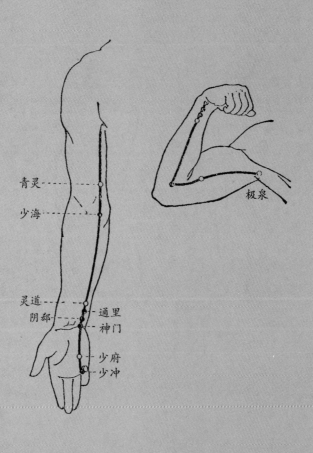

手太阳小肠经图

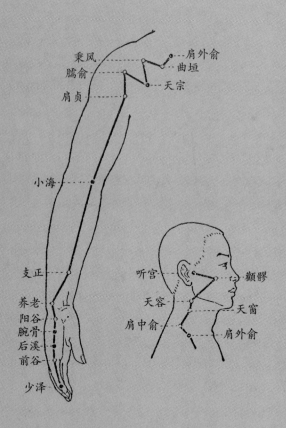

秉风
臑俞
肩贞

肩外俞
曲垣
天宗

小海

支正

养老
阳谷
腕骨
后溪
前谷

少泽

听宫
天容
肩中俞

颧髎
天窗
肩外俞

足太阳膀胱经图

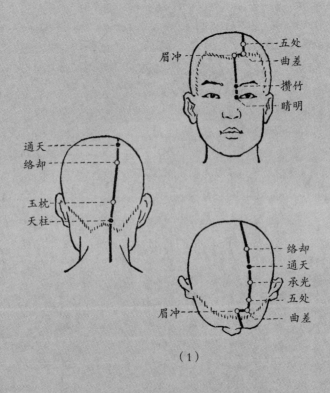

（1）

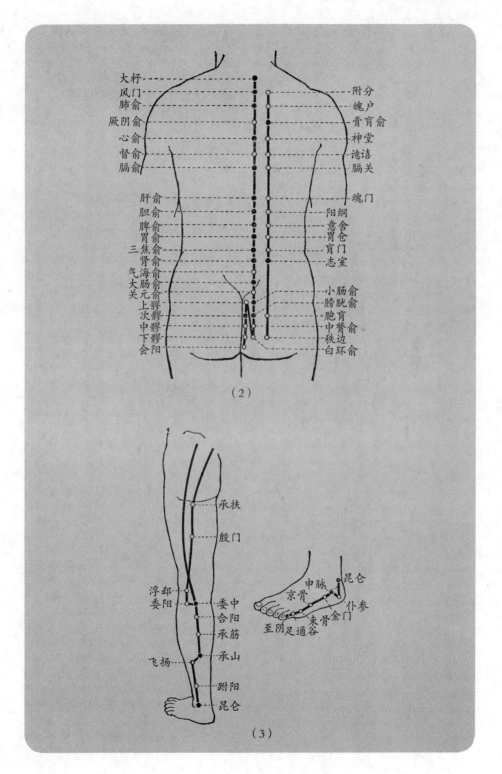

（2）

（3）

足少阴肾经图

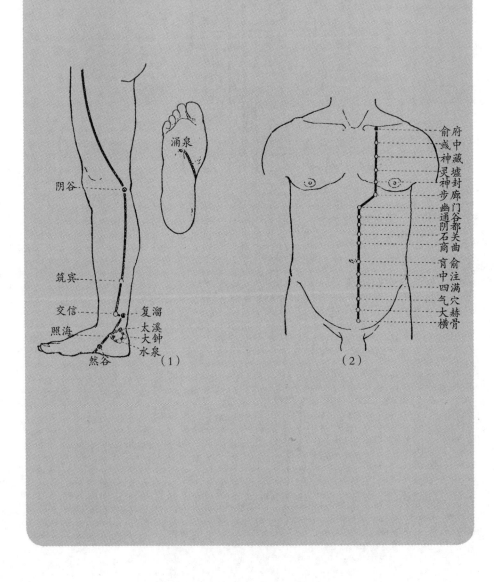

涌泉

阴谷

筑宾

交信

照海

复溜

太溪

大钟

水泉

然谷

（1）

俞府
中
藏
神封
灵墟
神廊
步门
幽谷
通都
阴关
石曲
商
肓
俞
中注
四满
气穴
大赫
横骨

（2）

手厥阴心包经图

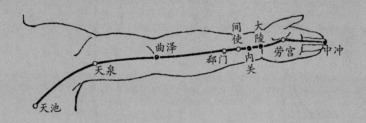

手少阳三焦经图

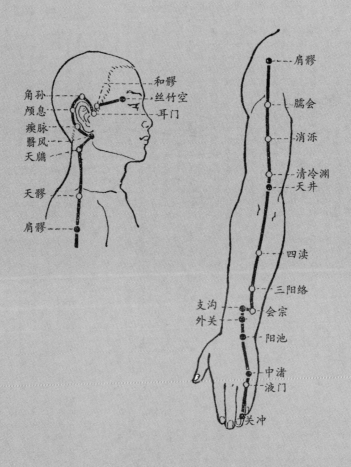

和髎

角孙
丝竹空
颅息
耳门
瘈脉
翳风
天牖

天髎

肩髎

肩髎
臑会
消泺
清冷渊
天井

四渎

三阳络
支沟　会宗
外关　阳池

中渚
液门

关冲

足少阳胆经图

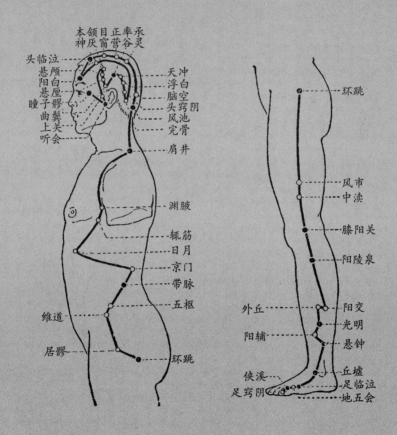

足厥阴肝经图

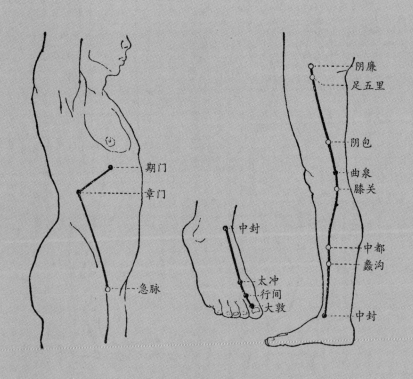

任脉图

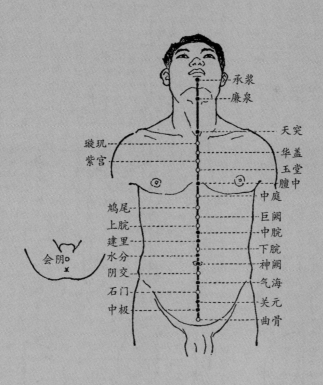

承浆
廉泉
天突
璇玑
华盖
紫宫
玉堂
膻中
中庭
鸠尾
巨阙
上脘
中脘
建里
下脘
水分
神阙
阴交
气海
石门
关元
中极
曲骨
会阴

督脉图

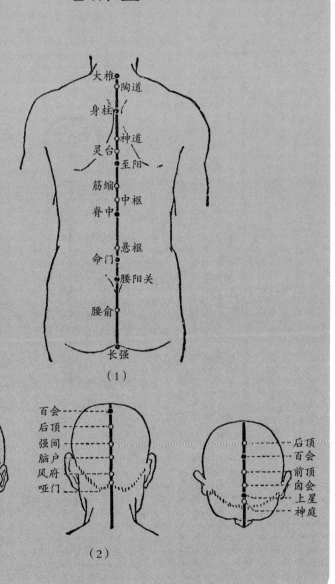

（1）

（2）

取穴折量分寸图

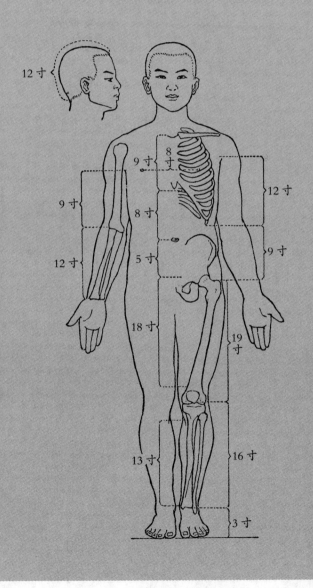

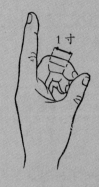

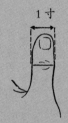

中指同身寸　拇指同身寸

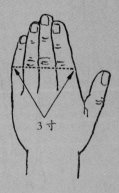

一夫法